性的魅力

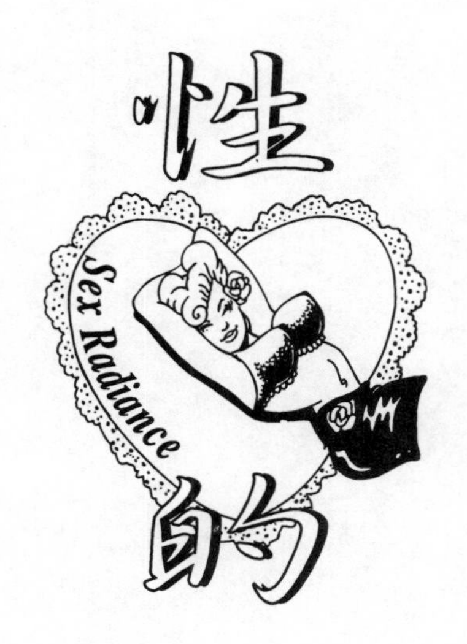

泰勒・蘇珊博士 著
范琦芸 譯

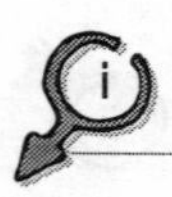
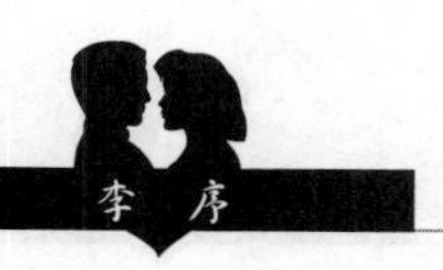

李序

在我們一生當中最熟悉的應該是自己的身體，但往往卻所知有限，再者異性間的相處除了心靈的溝通外，最重要的可能是對於性生活上的溝通還有瞭解，但是由於缺乏坦誠的溝通，但是對性不正確觀念或是誤導，導致許多人難有美好的生命，即使是對於性生活或是性觀念相當開放的今天，仍有相當多的人對性無法有正確的認知及正確的行為，在台灣很多的禁忌仍然存在教育中，因此許多人在性的瞭解僅止於第四台的鎖碼頻道中的錯誤訊息，事實上假如能對自己的身體、對兩性的差異及性的魅力能有所瞭解，不管對於社會或婚姻上應該會有相當美好的事情。

本書的作者泰勒·蘇珊博士畢業於克里夫蘭西方瑞得夫大學，由她本身過去的經驗及研究的涉獵，瞭解到許多人因知識觀念的錯誤又缺少指導的老師，導致無法散發出迷人的魅力，享受性生活，因此作者立志教育病人，讓每個人能夠有正確的性知識及觀念以散發出性的魅力，這些觀念並不是讓人限於治療的桎梏中，反而是拋棄那些教條式的禁制，例如她提到女人為什麼性感，因為她們魅力四射，但她也認為魅力是遺傳的，是女性的天生特質，如果不嫵媚可以喚醒它，如果不再嫵媚可以再找它回來，所以她強調女性脫俗的可塑性，由內心向外的外在表現及性慾的興致，這些共同要素塑造了女性的魅力，所以在達到魅力時就必須考慮新陳代謝，因此她從基本上的新陳代謝的觀念開始講起，其中涉及到東方哲學的能量系統的觀念，還有心理、生理上的回應，最後她利用三個星期完整的課程，讓女性朋友吃出活力，在訓練課程中可以促進活動也可以運動出活力，因此我覺得這本書除了教導如何讓自己的身體更好，如何與自己的伴侶更親密的在一起，也讓自己能符合天地人時之間的相互作用，

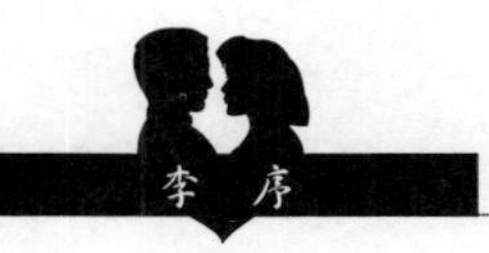

可以讓我們自己的人生更順暢，人生更美好。當然更重要的是它不是禁止妳去做什麼或吃什麼的禁止式文章，而是幫助讀者能發揮自己的魅力，也因而享受自己的性覺醒，相信這本書對讀者喚起或找回自己的性魅力有相當的幫助，藉此讓自己能夠享受美好的人生。

李奇龍
中華民國婦產科內視鏡醫學會理事長

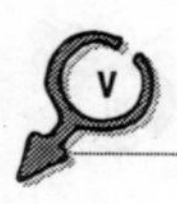

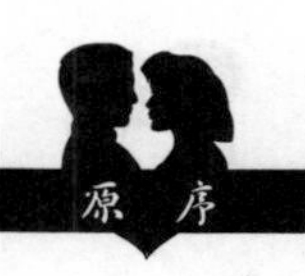

原序

我從小就是個聽話的小孩。父親老是說我是個乖小孩，媽媽似乎也認為我表現不錯。我從沒有抱怨，也不調皮搗蛋，大人期望我做什麼，我就做什麼，因此我獲得不少獎勵或讚美。為了贏得父母親的疼愛，還有什麼方法是比當個乖寶寶更好呢？

所以，從小我就是個乖寶寶，一個模範生。這個小女孩會把自己的房間打掃乾乾淨淨，也會幫助媽媽做家事，因此我常常聽到許多的稱讚。但是這壓力也滿大的，我不敢出任何小差錯。

我的家人是天主教徒，雖然沒有很虔誠的宗教信仰，但是對於天主道德方

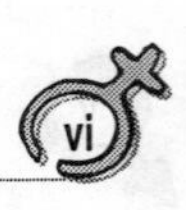

面的戒律卻是不馬虎。我父親是個認真工作的好男人，他的言行中自然流露出宗教訓練的特質。當我年紀很小時，父親常會對我講聖經上的故事，於是後來我認為耶穌就好比瑜伽大師般，是一個有大智慧的人，是個偉大的人生導師。

我的家人認為「性」是沒什麼好講的，它就是那麼一回事罷了。和一九五〇年代後期的許多小孩子一樣，我沒有受過任何的性教育。青少年時期，當聽到一些女性朋友說到撫慰私處的過程或火辣辣的性話題時，我總是一臉敬畏和不自在，因為我出生於一父權當道的家庭，男人們總是在做決定，對於他們的意見，我很少有異議的。這個想法對我影響很深遠，也左右了我早期的性生活。

雖然我有讀字的困難，但我的頭腦帶給我自信心和優秀的學習能力，我知道我比我的朋友聰明些，但是他們似乎過得比較快樂。那時我習慣穿著舊式而邋遢的衣服，貪吃冰淇淋和點心，到了十七歲才月經來潮，我陸續得了尿道感染，而且我不喜歡和男孩子接觸。總之，我是個乖女兒，人人稱羡的好學生—

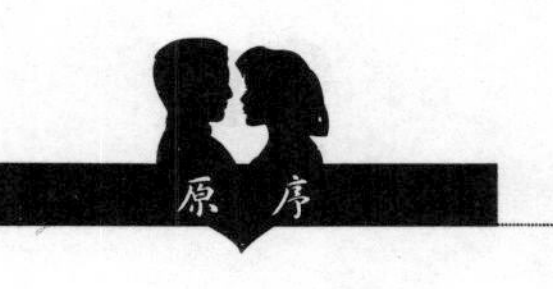

—但是，身為女孩子的自己，卻一無是處。

儘管我的性知識並不充分，但那並不表示我婚前沒有性行為。但我有我的原則：除非我同意，否則我不會跟任何男人有性關係，只要我認為我和那男人心靈相契，我是會和他做愛的。

直到大一時，我才遇到了初戀情人。他年紀比我大些，而且性經驗並不豐富。我很享受這種行為（做愛），我從來不曉得做愛時會有如此令人興奮的性顫動，而且做愛後，我們會一起吃冰淇淋。身為天主教徒，我被教導要守住貞操，也就是第一個和我睡覺的男人必須是我的丈夫。有一天，他罵我愚蠢，還好我那時頓然拋開任何結婚的念頭，後來他向我道歉，因為他怕我離他而去，跑去當醫生。那時我深信他是真心的，所以還是決定和他在一起。

由於他在房事方面的表現跟我在閱讀方面的表現是一樣糟糕的，所以我們會互相交換意見。我向他示範如何在做愛時呼吸（我本能地知道如何正確地呼吸；我認為呼吸很重要，因此它日後成為本課程活動的一部分）。他指導我閱讀方面的技巧和方法，也讓我體驗生活的意義。沒有那些知識和體驗，我是不可能完成這本書的，他可算是個人生良師。儘管如此，在那裡，我還跟另外一個男人墜入情網。

他的名字叫蓋瑞。他是個醫學系的學生，也酷愛搖滾樂，他喜歡嗑藥和做愛。那時，我依然是個乖女孩，我是藉由上健身課和瑜伽課而認識他的。我很少和他一起嗑藥，但他做愛時的熱情、愉悅以及種種肢體動作都深深吸引著我。這是我第一次體驗到自己是個性感的女人。

他對我說我是個美女，因而我開始裝扮自己，減肥、穿迷你裙、短袖上衣。最重要的是，我整個人覺得充滿活力，神采飛揚。

最後我和蓋瑞還是分手了。我早就跟他說過如果他還繼續嗑藥，我就無法再和他在一起，但是他還是執迷不悟，而且更另結新歡。

那時我氣急敗壞，過著沮喪、愁苦的日子。由於空虛和報復的心理，我隨性找了個情人，但卻無法達到高潮。我的體重直線上升，從一〇八磅增至一四

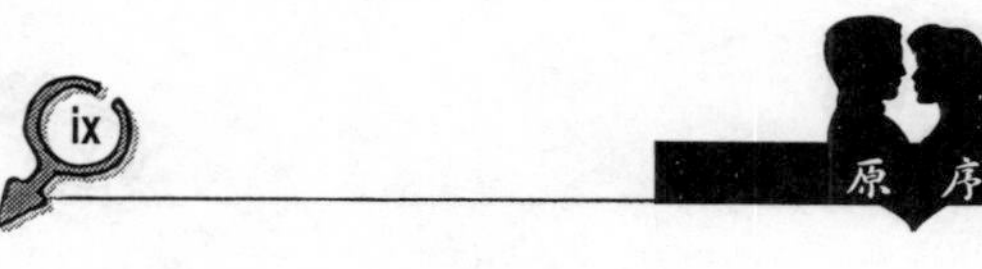

八磅，晚上如果不做愛，就大吃特吃，青春期的尿道感染又來了，我簡直就是一蹶不振，落魄極了。醫生告訴我我的尿道失調、卵巢功能不正常；我穿著笨重的毛衣和邋遢的牛仔褲，我對性愛都提不起勁；看到男人反而會有不安全感，真想在地上挖個洞，立刻鑽進去。

在另一方面，我恢復小時候的特質：聰明和不可一世的直覺，我申請到克里夫蘭的西方瑞哲夫大學的獎學金，我在那裡攻讀人類營養學的博士學位。克里夫蘭使我遠離了之前的荒唐生活。

我計畫寫有關於「運動員的營養攝取」的博士論文。我也在奧林匹克訓練中心待過好一段時間，親眼目睹一位胖女士經過訓練後，少了三十磅，成為人人稱羨的魅力女郎。

我意識到我身體有些不對勁了，某些好像失調了，雖然這些不對勁（情緒低落、脾氣躁怒）並未主宰我的生活，但我卻無法將它們做適當的處理。有一天醫生告訴我，我的尿道感染、婦女病症狀以及心情焦慮都要特別注意時，我

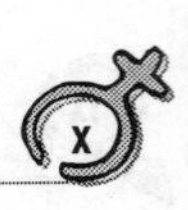

的心情是愈來愈害怕。他建議我用一些藥劑來治療這些症狀，但我深深知道，沒有一種藥劑可以徹底治癒我的毛病，除非我自己能找回我的魅力、活力和安全感。

我之前有接觸過瑜伽課程，我知道瑜伽的運動課程對身體有相當的助益。現在，我得下定決心，要做自己的主人，祛除那些煩惱和婦女病，找回往日的自信、快樂、健康、活力，以及女性的魅力和重拾性愛的樂趣。

況且如果我自己能把這些光采找回來，我也一定能夠幫助別人找回她們的光采。

在兩年的研究及完成博士課程之後，我在凱斯的系主任換由一位強調防疫研究的營養生物化學專家接任。於是，我將博士論文主題換成「饑饉對腫瘤的影響──葡萄糖的耗盡」。我以老鼠做實驗，發覺在壓力下，它會產生新陳代謝功能的失調，這讓我想到壓力或不同的飲食方式對人類的代謝是否有影響。碳水化合物、脂肪和蛋白質對生理和生物化學的影響我也曾做過研究，這些都是

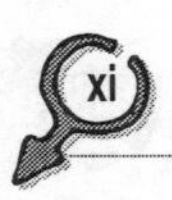
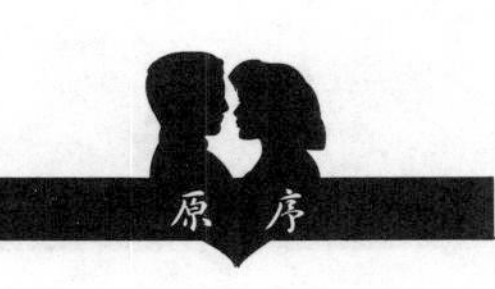

本書內容的核心。

我的體重仍然在增加中，所以我嘗試了葡萄柚節食餐，但它似乎不管用，所以我又試了喝水節食法，還是沒效，所以我試了長達二十四天的禁食。在這期間，我只喝水和新鮮果汁，結果，體重是下降了，但當我禁食結束後，體重又恢復上來了，而我心情一點也不好過。一種隔夜的禁食是我的課程活動之一，它的時間若掌握得好，將對你的體重減少有正面的助益。

我那時瞭解，沒有所謂神奇的減肥藥或處方可以使我的體重永遠不會再上升，而且那些減肥方式讓我一點活力都沒有，正確的增進健康的方式應該是維持正常的代謝功能。如果我能將我所吃的食物很快地吸收，並轉換成能量，我一定會神采飛揚，成為人人注目的焦點。

我以前教女性朋友運動和正確的呼吸技巧已有十年了，當她們能持續這些課程活動時，她們大都覺得全身舒服和活力充沛。我的課程活動是以瑜伽為基礎，我又繼續研究印度坦崔克派的內涵，並將東方坦崔克大師的瑜伽技巧應用於西方的日常生活中，效果相當好。因此，我決定要盡我所能來幫助其他女性朋友。

坦崔克大師認為人體內有七大能量中心（chakras），它們能控制人類不同的機能：如直覺、愛情、創造力、力量、性能力、知識和恐懼。

我那時認為能量系統對我來說愈來愈神奇。食物、運動以及呼吸技巧都會影響到新陳代謝，而新陳代謝的過程中是可以產生能量。現在我知道人體的不同部位會受到代謝功能直接的影響。

本書的課程活動不僅包括規律的運動、正確的呼吸技巧，也包含為期二十一天的飲食套餐。規律的運動和正確呼吸的技巧能使代謝功能正常的運作，而進餐的時間和所吃的東西會直接影響新陳代謝。我知道有些藥草、花粉萃取物對代謝功能有益處。

在經過一番努力和堅持後，我幾乎認不得自己了。體重減輕了，也更加有精神，好像重生一般。我的焦慮不見了，而性慾也找回來了——絕非巧合——

遇到大衛。

有一次，當我們做完愛後，他溫柔愉悅地看著我，我回報以微笑，分享他的快樂。他深情地說：「妳真是魅力四射，風情萬種。」

在我拿到博士學位後，柏克萊大學和哈佛大學都提供我博士後研究的機會，但我都謝絕了。從現在開始，我決定要和我的病人，那些跟我以前有相同麻煩的女性朋友一起來奮鬥。我主要是教導她們如何擁有治療自己的能力。我的課程活動講究「機能整體性」，也就是說我所採用的方式是對個人整體有幫助的，而不是哪邊不舒服，就只針對哪一部位去處理。經過完整的活動練習後，她們不知不覺中體力變好了，魅力也熱情地洋溢著。在過去的四年中，已經有數以百計的女性朋友藉由我的幫助和指導，而獲得改善並重拾信心。

有時我會問自己，如果好幾百個女性朋友能夠找回她們的魅力風采，為何其他更多的女性朋友做不到呢？因此，我就開始寫這一本書。

致謝

寫這本書是我一生的願望，而它也改變了我的生活。如果沒有許多人的支持、指導和影響，我是不可能完成這本書的。

我很感謝Barb Shultz和Jennie Kramer 對這本書的大綱和文筆技巧提出寶貴的意見。對於Dick Marek的專業指導，我要致上最深的謝意，因為如果沒有他的領導，這本書是無法寫成的。我也要感謝Joris Visllely，她幫忙收集本書中課程活動的相關背景知識和提供意見。

對於Harmoky Books 出版社的全體職員，我也要表示謝意：Leslie Meredith是最初支持此課程活動的人；Laura Wood 是編輯工作的主要負責人；Nancy Kahan是負責宣傳方面的；Jennifer Harper 是負責畫插畫的。

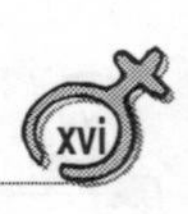

我也要對我的朋友——紐恩伯格·菲爾博士致上最高的謝意。他向我說明各種傳統的習俗和慣例，而且大大地鼓勵我、支持我。特別感謝我的朋友，也是我科學方面的良師——布魯尼博雷格．亨利博士。經過多年的耐心和熱心，他訓練我成為一名科學家。我也很感激我的病人，他們將她們的成長過程與我分享。如果她們能像我一樣活出健康來，走出自己來，我的快樂是不言而喻的。

感謝我的父母親，自始至終一直支持我，給我關懷和啟發我的智慧。謝謝我的兄弟姐妹，安德魯、保羅以及安娜，他們的手足情深給我莫大的支持與鼓勵。我也要向赫馬拉亞研究中心的特別家庭和那裡的朋友致上謝意，因為我在那裡也待了好幾年。

我要對那些有修為的瑜伽大師致上謝意，因為他們指導我，滋潤我的生命。如果沒有他們的指導與協助，我是不可能對此課程活動有如此深的體驗。謝謝你們提醒我人生原本是這麼美好的，也激發我寫這本書的靈感。

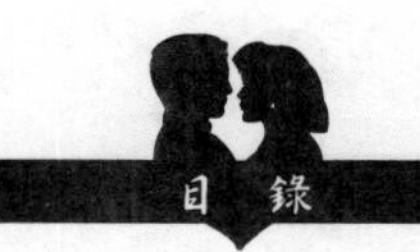

目錄

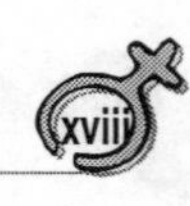
xviii

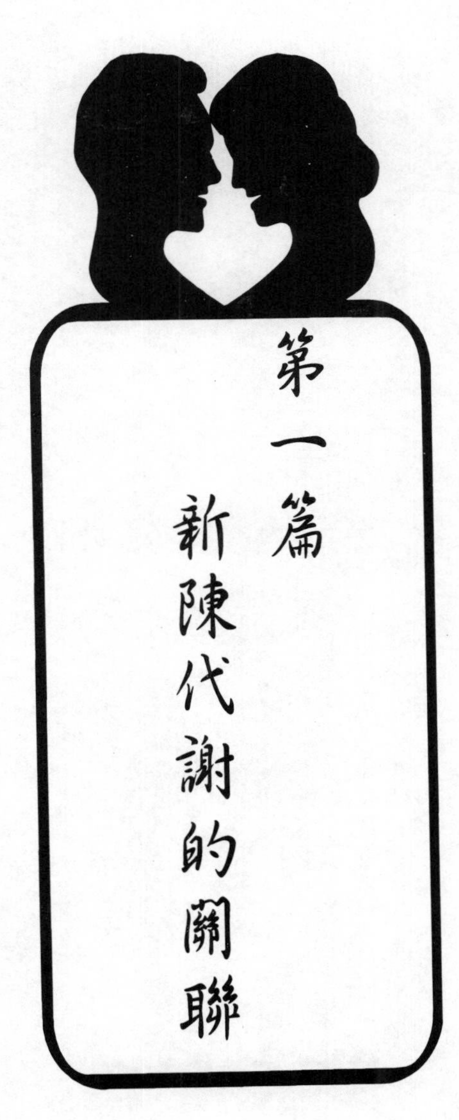

第一篇 新陳代謝的關聯

魅力的神秘

數十年前，大家稱「它」為神秘特質，這類特質只有某些女人才有。後來，我們稱它為「魅力」。我們覺得有些女人的魅力是與生俱來的，她們就是不知不覺中能吸引男人的注目。

有魅力的女人不一定要外表迷人；而且任何有魅力的女人總是被男人們圍繞著。在派對中，這類女人左右逢源，成為目光焦點；另一方面，沒有魅力的女人不僅是孤伶伶地，還得到處尋找友人，而不是友人會主動來找她寒喧。另外，還有一些情形是：即使是被比較漂亮的女人追過的新好男人，到頭來還是會成為這類有魅力女人的如意郎君。

魅力——這種風情——是一種難以理解的神秘特質，或許，像藍眼珠一樣，它是遺傳來的。當然，這類特質並不一定是指外貌出眾或身材傲人。事實上，多數魅力洋溢的女人是婚姻幸福的，而且她們不做作，她們的穿著不會比較暴露或涼快，她們也不會在公共場所搔首弄姿，譬如刻意戴上胸墊來美化胸型。雖然每個人都可能經過塑造而變得一樣漂亮或玲瓏有致，但是風情萬種、有魅力的女人（或有性格的男人）還是少數。

現在我弄懂有些女人為什麼性感了：那是因為她們魅力四射，而且我不相信魅力是遺傳的，我也不相信魅力是要嘛就有，要嘛就完全沒有的二分法。當然，魅力跟運氣一點關聯都沒有，嫵媚的熱力是女性的天生特質。如果妳目前不嫵媚，可以喚醒它；如果妳已不再嫵媚，它是可以再找回來的。

儘管「魅力」好像披上一層神秘面紗，但是事實上，它一點也不神秘。按照我的課程內容來做，妳會看見這課程將改變妳的人生。

第一次遇見黛安娜時，她並不嫵媚。

她滿沮喪的，而且「紓緩憂鬱」術對她的效用相當有限。她患有不同種類的嚴重胃病（包括消化不良、反胃、脹氣），她有時也會「尿道感染」，但是，沒有任何處方藥可以治癒這些病症。雖然才結婚兩年（她當時三十二歲），她已了無性趣。她跟我說：「因為我深愛我丈夫，而且想使他快樂，所以我忍受『行房』。但是『房事』愈來愈棘手，交歡之際，我太緊張，所以很想要逃避。我在『房事』中已享受不到樂趣了，回想新婚之初，我是極度享受『房事』的愉悅。」

黛安娜面貌皎好，有點胖又不會太胖，烏溜溜的長髮束成小馬尾；她的臉色蒼白，眼神中痛楚不已，所以當我看她時，內心也隱隱作痛。據她說，她的內科醫生推薦我，因為我擅長於處理女人病等症狀。她似乎有點難言之癮，嘆息說著：「醫生一直未能找出為何不能藥到病除的原因，而且我老是疲憊不堪，彷彿再也不能開開心心了。」

我說：「告訴我有關於妳自己的事。」「妳上班嗎？」

「我在一家廣告代理商公司擔任執行會計，雖然壓力大，但待遇優厚。」

「有沒有為了要爭取客戶，而與他們交際應酬？」

「一直是如此。」

「吃得很晚嗎？」

「可能吃到十點過後。」

「儘管如此，妳只有一點體重過重。」

「我不吃午餐的。」好像透露某個秘密般，她解釋著。

我好不容易壓抑笑容，我想這病例是容易處理的。

「描述妳的飲食狀況。」「妳有吃葉類蔬菜嗎？」我說。

「葉類蔬菜是指什麼？」她困惑地望著我。

她不知道，其實我並不驚訝，因為許多人也不知道。

「它們是指綠色蔬菜、沙拉、菠菜等。」

「我想有吧！在主菜裡總是有一道蔬菜。」她遲疑一下，接著說道。

「有吃甜點嗎？」

「有時有吃。我會儘可能設法不要靠近甜點，因為我很愛吃甜點。」

「用餐時，妳喝酒嗎？」

「一、兩杯吧！」「我實在不清楚這些細節與『性』有何關聯。」

「妳會懂的。」「妳喝咖啡嗎？」

「我喜愛來杯咖啡。」

「我不是指現在在這裡喝咖啡。」「妳晚上喝咖啡嗎？」

「我晚上喝低咖啡因的咖啡，但早上喝濃咖啡。」

「我知道了。」「妳平時運動嗎？」

「沒有固定的運動嗜好。」「但我時常走路。」

「妳的性生活和客戶們，那一方面比較重要呢？」

「我的性生活當然比較重要。」「但我也不能放棄客戶……」

「妳不一定要放棄跟客戶晚餐，妳只是需要做些調整。」

「如何調整呢？」

「晚上妳儘可能少吃一點。也許妳可以將應酬由晚餐調整成中餐，或至少將晚餐的應酬提早一點，那樣做可能嗎？」

「我想是可行的，事實上，我的許多客戶也許會欣然接受這種安排。」

「吃午餐時，妳可以想吃多少就吃多少。吃甜點也是可以的，儘管妳很有可能會吃膩。」

很明顯地，她大吃一驚。她說道：「我不懂這其中的道理。」「午餐吃很多與晚餐吃很多，有何差別呢？」

當時我瞭解黛安娜需要的不只是飲食習慣的改變，我也會開一些營養補給品，並且教她如何正確地呼吸和如何活動筋骨。她所遭遇的問題是我過去不少病人類似的症狀，所以我明白所有女性朋友並不清楚為何她們的性生活會不美滿。

「妳聽過『新陳代謝』嗎？」我問道。

「我聽過，但不是很清楚。」

於是我向她解釋什麼是「新陳代謝」。

後來，每隔兩個禮拜，黛安娜都會來找我詢問如何調整飲食習慣、攝取營養、正確地呼吸和從事規律的運動。過了三個月，當她來做最後一次諮詢時，笑容滿面，腳步輕盈。我不經意發現她有黑眼圈，於是對她說：「妳看起來好像很累的樣子。」

「我可是累壞了。」她笑著說。

「是和客戶應酬到很晚嗎？」

「是跟老公混到很晚，昨晚我跟他做了四次愛，幾乎欲罷不能。」她有點不好意思地回答。

大致來說，我診所的病人健康都不佳。外表常常看不出有任何毛病，但她們的症狀有疲憊、不安、體重過重、緊張，這些症狀都與性功能障礙有關聯。譬如說：缺乏性慾、陰道潤滑液分泌不足、性冷感等，但這些都是可以改善

的。

這些女性病人多數是長期飲食習慣不良。如果她們遵循我課程內容中的重點——均衡的營養攝取、規律的運動、呼吸的技巧——她們是可以正確地調整個人的新陳代謝，而她們的生活會變得更加自在、快樂，更加年輕而有活力。

只要在街上走走，你是可以分辨活力四射的女人和悶悶不樂女人的差別。有一類女人，走起路來彎腰駝背，好像擔心暴露她身材不好的缺點；另外一種女人穿著寬鬆的衣服——好比一個可容納五、六人的大帳篷；第三種女人是不做作地昂首闊步，秀髮披肩，穿著合宜又不落俗套，這類女人不需要高跟鞋或低胸衣服來突顯她的性感。

妳大可以成為第三類女人。不論妳年紀多大或個人身材特質如何，妳都可以促進代謝平衡和神采飛揚。在我的課程活動中沒有複雜或不愉快的內容，營養攝取計畫包含多種食物，妳不會挨餓的（除了夜晚，但妳會適應的）；運動計畫中也沒有特定的機械式運動（例如運動腳踏車或跑步機）；呼吸計畫一旦經過練習，妳將會習慣成自然的。

適量的營養攝取、規律的運動以及正確地呼吸，都是強化妳新陳代謝的因素，而魅力也就隨之而來。魅力是一種內在活力泉源，它能使妳活力四射。即使妳對「性愛」興趣缺缺，魅力仍然讓妳風情萬種；魅力四射的女人通常眼睛明亮，腳步輕盈，她們都能盡情享受物質與心靈世界的快樂；而且她們喜歡冒險、歷練豐富、信心十足，對於性愛也非常熱衷。

當然，妳還是會有心情低落、疲倦、壓力重或不迷人的時候。我只是個營養師，不是製造奇蹟的人，無論我的課程活動如何完善，生活還是會有不如意的時候。但是當不愉快的事情發生時，只要妳按照我的課程活動來做，妳會在較短時間內自我調適，紓緩壓力，而魅力與活力又會很快地回到妳身邊來。當妳明白新陳代謝的道理，和學習強化新陳代謝的方法時，一切調適都是容易處理的。

以下我會說明「魅力」的定義，以及課程活動的核心——新陳代謝的活力。

魅力來自於女性的脫俗特性，具可塑性，亦是發自心田深處的外在表徵，以及性慾的興致。這些要素共同塑造了女性內在真實的本性，因而得以自信地表達各種情緒反應和物質慾望，此種本性也包括創造力、熱情及各種情緒，如喜、怒、哀、樂。

魅力是最徹底地體認我們真正自我的能力，而且它也能夠將內在完整的特質傳達給我們的情人、家人以及朋友。當我們感到生活美滿時，我們與別人就像磁鐵般緊密相吸。在這階段中，個人體質就會比較堅強、健康，因而對於婦女病如更年期、經期不規律、子宮纖維瘤和尿道感染的影響也相對減少，女性體質會因而改善，生活更加多采多姿。魅力就如同氧氣之於健康般的重要，是生命延續的要素。

既然新陳代謝是魅力的基礎，而新陳代謝是一生理化學過程，我們就能學著調整新陳代謝的運作，使它更加和諧，讓它從冬眠中甦醒且釋放熱量。

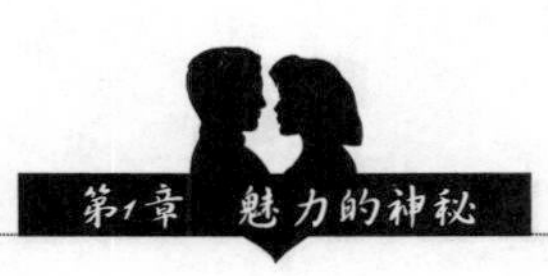

化學家解釋新陳代謝是一種氧化作用，也是一種燃燒現象。火有一共同用途，就是把物質轉換成能量，那就是新陳代謝在做的事。因此，代謝的功能愈有效率，我們就會更有精神，更有魅力。道理就是如此簡單。

當我們的代謝功能正常運作時，我們的身體自動地製造出「魅力」。如果我們學會提升代謝功能的效率，我們就可以延長性愛年齡的時間，增進我們的活力，以及延續健康的生活。

我們的「新陳代謝」被生理化學過程所影響，而這生化過程依次被酵素反應、荷爾蒙變動、脂肪酸和氨基酸等生化成分所控制，而且更直接受到營養攝取、運動、呼吸的影響。如此一來，當我們學會吃出健康、適度運動以及正確地呼吸，我們就愈能直接或間接地開發我們新陳代謝的功能，使它處於顛峰狀態。舉例來說，如果妳吃一頓高脂肪、高糖的午餐，身體必須轉移它所有的能量來處理這些糖和脂肪，結果會導致新陳代謝疲勞，那麼妳做什麼事就不容易起勁了。譬如說，思路不再清晰，工作不再有效率，連性愛也不能盡情享受。

飲食、運動和呼吸藉由細胞組織內流向心臟和肺臟的血管來影響新陳代謝的功能。我們的血管運輸含有養分的血液到體內的各個器官；大腦好比是個體內電腦，主宰我們各種情緒反應和身體活動；肝臟，就像是新陳代謝的旅館，清除來自於食物或空氣中的毒素。適當的營養攝取、規律的運動以及正確地呼吸，不僅能減輕肝臟的負擔，也能讓大腦做最有效地運作，魅力四射就是其中的一個結果。

儘管在西方國家，大多數人沒聽過這「魅力」如何來由的理論，但在東方國家中，這理論已流傳很久了。東方人做愛時，要求女人能達到多次高潮，以及男性能延緩射精，主要原因是女人在這種性愛過程中，性高潮不僅不會耗盡她們的活力，而且還會增加活力的動源，而男人可能會有相反的結果。那是因為女人必須維持她們的生育、供給營養以及保護後代的能力，對我們來說，這是好事。

有良好的新陳代謝，妳必定魅力四射，活力充沛，而魅力與活力就是健康的表徵。在本書中，我會教導妳如何保持良好的新陳代謝，那麼妳就不會輕易生病，也不會老化地如此快速。妳大可以去跑馬拉松或節食來塑身、減肥，但最後可能會變成一個瘦弱的人，除非妳學會調整個人代謝的功能，否則妳會很容易生病，那就得不償失了。

一般來說，長久的性壓抑會成為生病的主要因素，這也就是為什麼我的課程活動對五十歲以上的女性也是如此重要。而且，許多生理或心理的疾病，多多少少都與錯誤的性愛有關，也有許多心理疾病是因為個人無法與他人、甚至與自己維持和諧的良好關係，因此，我的課程活動對於年輕女性也是相當重要，除非妳已經會製造魅力泉源，也就是說妳確定妳的代謝功能真的運作順暢，否則不論妳是二十五歲或六十五歲，一旦妳的新陳代謝功能不順暢時，妳的健康就會有麻煩。

有一些藥草可以維持良好的代謝狀況，進而提升活力與增添魅力。這些藥方在東方已流傳好久了，現在在西方也能取得這些藥草。我會在飲食和營養攝取的章節中指出這些藥方，同時，配合著花粉，它們是提升性愛與健康不可或缺的重要成分。

然而在西方國家，性已經和感情、創造性和靈性沒有多大關聯。性常被視為一種機械式過程，目的是為了繁衍下一代或追求一時的樂趣。一般人總認為性是年輕人的專利，而隨著年紀的增長，性能力自然會衰退，譬如說，更年期後的女人在性方面會被視為一無是處，就只因為她們不能再生育了，而男人最後則不能再勃起或不再性致勃勃。

那就是為什麼西方文化中的通俗文學、電影、電視節目，特別是其中的廣告，總是強調每一個人必須不計任何代價來永保青春。這種「唯有青春，才有性愛」的觀念也造成西方老年人易於罹患心臟疾病、卵巢癌以及前列腺癌。而這些疾病，在東方老年人中，並不是很普遍，因為他們相信不論年輕或年老，性愛都是一樣重要；而他們對「魅力」的判斷不是看外表的美醜，而是看活力的有無。

「魅力」可以終身與妳相伴，只要妳肯用心培養。我有一位朋友，她父親去世後，母親在八十二歲再次結婚。她的新丈夫也八十二歲了，對著我說：「我不能沒有她，她就是有某類特質……。」他的聲音逐漸不清楚，因為他找不到他可愛老婆貼切的形容詞，但是，我找得到，那就是「嫵媚動人」。

在下面章節裡，我會具體說明該吃什麼食物，該從事什麼運動，該做何種呼吸運動最能促進新陳代謝。我的課程活動為期三個星期，將以最少的時間帶來最大的效果。但是，我得先提醒妳，如果妳後來又重蹈以前不良的習慣，這些課程內的技巧和活動將會不管用。

儘管如此，還是有些例外是可以接受的。妳要記得妳一天中主要的進食應該在早上十點和下午兩點之間，如果妳要和客戶晚餐或與朋友約會，那就去吧，但那晚要避免從事性行為。如果妳是剛剛才開始進行這項課程活動，卻又很想吃甜食，譬如蛋糕、小點心或冰淇淋，那也無妨，但妳得在早上十點與下午兩點之間吃這些甜食。一旦課程進行一、兩個禮拜之後，我認為妳不會再想吃這些甜點。如果課程中的某種藥草很難入口，妳可以不用喝它；如果我指示的腿部運動在一般上班日太花時間，妳可以只在週末裡從事這些運動，但要確定在一般上班日妳也有從事不同的替代運動；假如遇到壓力時，妳不能從橫膈膜來呼吸，就別管這呼吸方式，儘管用妳原有的方式繼續呼吸吧！

雖然我的課程活動是為所有女人而設計的，但我承認每個女人有其差異性，這差異性可能是環境、體質、進度、個性、生活方式等等的不同所造成。因為一項適合某個女人的活動，不見得對另一個女人也有相同程度的效用，所以一些細微的調整可能是需要的，我不喜歡那些將少數人的減肥成功歸因於食物金字塔，或是喝了某種特製湯的減肥書刊。

只要妳能夠持續從事適當的運動來使妳的代謝功能處於高峰，我相信妳自己的身體會要求妳從事適當的運動。我課程中的運動是特地設計來激發性方面的活力，儘管每天一小時的冥想和呼吸訓練可能並不適用於每一個人，但是我仍然極力推薦這活動。如果妳學會正確的呼吸方式，並且養成習慣，冥想或許不是那麼的重要，雖然如此，我還是會鼓勵妳去嘗試冥想。

儘管魅力在表面上是難以理解的，但妳還是可以解開這謎思，並且將魅力融入妳內在美的一部分。妳的朋友會說：「妳的某類特質不一樣了！」妳的性伴侶會覺得妳更加迷人，隨著妳的魅力四射，他的性慾也會更加強烈。

我的課程活動中，整體內容比個別細節來得重要。只要妳能按照課程中的指示來做，保證結果一定有效。當妳開始這課程時，下列事項是妳要留意的：

・吃太多或吃了不該吃的食物就好比把溼木材放入火堆中，而這火堆中的火，就是給我們魅力的新陳代謝

・吃加工食品、無機物食品或罐頭食品，就像當妳的愛車需要保養時，妳卻幫它加了劣質機油

・與其不正確地做完所有的課程活動，還不如正確地只做完一半的課程活動（當然，能正確地做完所有的課程活動是最好不過了）

- 細胞老化或受損時，新鮮的水果或蔬菜可以提供豐富的維他命以及礦物質來源，並且可以修護細胞
- 身體的最佳治療者就是它自己本身
- 咖啡因、減肥藥以及增高劑一定會耗損體力的，這些都會降低酵素和荷爾蒙的產生。儘管妳可能暫時減輕體重，但妳也會失去妳的健康，那是因為妳的身體必須靠它自己補充本身所需要的養分
- 腹式呼吸和橫膈膜呼吸從空氣中取得能量，並將它注入肺臟，經由肺的運作而傳遞全身
- 壓力對於性荷爾蒙有不良影響，而適當的呼吸運動可以減低壓力
- 如果運動會產生緊張，那麼這類運動是會製造麻煩的
- 上半身和下半身都需要運動。因為全身運動時，會促進酵素和荷爾蒙的分泌，對腹部和骨盆有正面的影響
- 妳本身的魅力也會激發出別人的魅力或神采，男人和女人都會受妳影響

・妳不需要魔術胸罩、迷你裙、鮮紅色唇膏、高跟鞋或異國情調的香水來佯裝性感，妳所需要的是性的活力與魅力

・妳的性活力與魅力的最佳催化劑是一個愛妳的伴侶。充分地接納與魅力四射將有助於妳找到這樣的白馬王子

在我們開始這課程活動之前，如果妳有下列這些症狀，在其上方打個「V」：

□身心疲倦

□缺乏性慾

□膀胱問題

□月經問題

□荷爾蒙分泌失調

□有接受藥物治療（長期服藥者）

□焦慮、憂鬱（抑鬱症）
□急躁、易怒
□消化系統的問題
□自信心或自尊心不足
□操勞過度
□覺得負擔過重或杞人憂天
□體重過重
□體重過輕
□便秘
□下痢、腹瀉
□缺乏運動
□胸部呼吸
□久病不癒（生病已超過一年）

□早上起床會掙扎半天

□失眠

□猶豫不決、優柔寡斷

□覺得自己不迷人

□害羞、內向

□恐懼、害怕

□孤伶伶的、寂寞的

如果妳已經打了一些「∨」，即使只是一個，繼續下面課程吧！

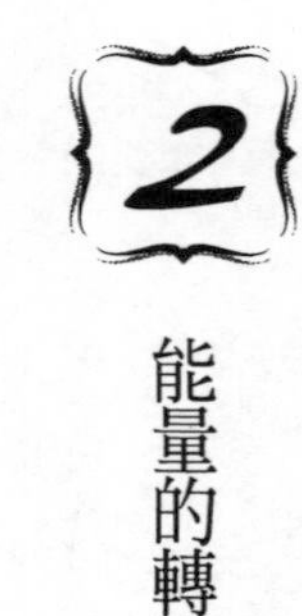

能量的轉換

性交可說是一種能量的互換。對於男性來說，能進入女性身體內，結下愛情的果實，是一種令人愉悅的恩賜。因為性交過程中，男性至少分享到一小部分兩性纏綿交換的能量；而對於女性來說，當男性射精時，她們分享到男性精液裡微妙的能量。男性精液所具有的能量的高低跟他的身體健康狀況、心理狀況（愛、認知）有關聯。如果男性性交時感到沮喪，或者對性伴侶不感興趣，這時候，女性是絕不可能感受到一絲絲溫存的能量。由於性交時，能量是可互相轉換的，所以性伴侶多的女性常常會有精神混亂的感覺，不曉得現在是在跟A君做，還是跟B君做。

能量的分享，在生物學層次，是靠體液的交換來完成；在精神層面，能量的互換是藉由氣息與意念的互動，這可以在性愛的過程中，彼此察覺到對方的感覺。美國人相信女性在做愛過程中，她會以性感帶來吸引她的性伴侶（當然，每位性伴侶有不同的性感帶），而她的性伴侶會在這性感帶雲雨巫山，也就是說，如果女性一生中有許多性伴侶，妳就可以知道性生活是多麼耗損能量了。甚至有一些美國人說：「力行七年的獨身（禁慾）生活，是破除性感帶的唯一準則。」

雖然這種說法是滿極端的，但是最佳的性愛情境是需要好好地來控制能量的使用，這點是不用懷疑的。譬如說，從前當我的情人在我們做愛前喝蒸餾咖啡時，我都會生氣，因為由他的呼吸聲中，我察覺到他有些神經過敏，而他的身體也會變得畏畏縮縮的，當我勸他改喝果菜汁時，我們性生活的品質也就大大地改善了。

我以前也曾經認為喝蒸餾咖啡可以提振精神。早上來一杯蒸餾咖啡一定會讓我精神一振，而整個身體好像就會有迫不及待的感覺，但是，那只是一下子而已。當我整個人平靜下來時，不僅精神渙散，心情還變得悶悶不樂。喝咖啡後，在我的身體內的確有能量產生，但那不是促進活力的能量，它只是在消耗我體內剩餘的能量。其實不需要用盡妳的餘力，還是可以生龍活虎，精神奕奕的。如果妳早上停止喝咖啡，而改喝果菜汁的話，它不但可以補充體力，而且可以增強妳的性慾。

妳的體重跟妳的飲食有密切的關係。

艾倫安今年二十八歲，體重過重。其實，她並不胖，只是她的體重如果能減少十磅，她的健康狀況可能就會有所改善，而且，她經常無精打采，胃口雖然不錯，但是性趣卻不高。過去她喜歡做運動，但現在卻視它為無聊的事，以前晚上還會出去走走，現在卻寧願窩在家裡看電視。不久後，她就跑來找我尋求解決其問題的方法。

我詢問她的飲食情形。

「我都有遵照規則。」她自豪地說。「一頓豐盛的早餐；午餐除了沙拉和優格，其他什麼都不可以吃；晚餐多吃蔬菜，一些雞肉、魚肉等等；不可吃宵夜。」

「妳有吃麵包嗎？」

「當我去餐廳吃飯時，主菜前，我喜歡吃片麵包。當然，早餐吃的土司有夾蛋。」

「妳有吃甜點嗎？」

她先辯稱吃了好多水果，一會兒，臉紅著說：「晚餐我也吃了奶油泡芙，我無法抗拒它的誘惑，但是，從來不會吃超過一個。」她又辯道：「我的醫生告訴我這樣是均衡的飲食。」

在某方面來說，它是均衡的飲食。然而，問題的重點不在於吃那些食物，而是在於她「何時」吃那些食物。

我想起我的一位朋友，瑪西，她是我見過最有活力的人之一。我跟她談論過幾次飲食的問題，而且她也喜歡吃奶油泡芙、雞肉、麵包等。事實上，她卡路里的攝取量並不低於艾倫安的，但是她是在「午餐」吃那些甜點。瑪西在早餐時吃燕麥片、水果或果汁，晚餐吃蔬菜、米飯，有時吃點魚肉、瘦肉來補充蛋白質，但是她絕不在晚餐吃麵包或甜點。

瑪西的飲食與她的代謝生理時鐘是一致的，因為早上的代謝功能比較緩慢，所以她早餐從來不大吃大喝，畢竟代謝功能經過八小時的睡眠狀態，是需要些時間來保持清醒。由於代謝功能像太陽一般，中午運轉最強烈，所以她就在中午吃一天的主餐，她的體溫在中午是最高的。夜晚來臨時，她讓她的身體有充分的時間來消化，她在七點前吃完晚餐，所以晚餐就不會增加身體的負擔。同時，她也會確定她所吃的食物是否符合有效率的能量攝取原則，因此，她的體重並沒有增加，她活力四射，性趣高昂，而且她身心都健康。

我建議艾倫安做一些調整，她所需要做的是一天吃兩餐，早餐還是可以吃水果或喝果汁（不論是誰，只要妳一天三餐吃一樣多，妳的性生活就不可能美

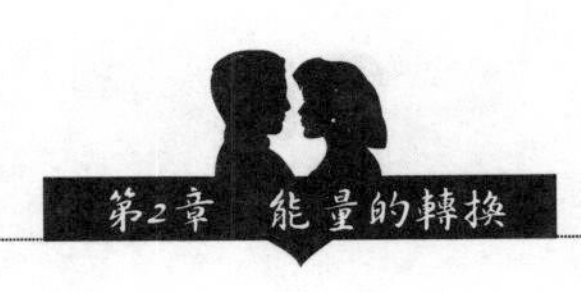

滿），但是我勸她改在中餐吃麵包、奶油泡芙，和補充蛋白質的肉類。我向她說明在消化過程中，人體內不僅有吸收作用，也有排除作用，如果消化系統負荷過重——如夜晚暴飲暴食，或是整天吃個不停。如此一來，妳的身體就無法做清理的工作——排除廢物或有毒物質。此時，妳的消化系統在無法正常運作之下，妳就會覺得體力下降；嚴重的話，可能會有過敏症、免疫能力降低或體重增加。

新陳代謝的控制

曾帶過初生嬰兒的人都知道，活力是從出生開始就與我們息息相關了。後來，藉由用心去收集能量、吸收能量和儲存能量，我們就可以去控制體內的剩餘能量，以備不時之需。過去多數人認為只要我們年過四十，就會用了這些剩餘能量的一半以上；到了六十五歲，我們體內的剩餘能量就會完全用盡。今日，我們知道這種想法是無稽之談，一個六、七十歲的女人，是可以像她二十幾歲時一樣地有活力。然而，我們要留意，靠著均衡的飲食、正確的運動、橫膈膜式呼吸，我們體內的剩餘能量是可以補充的，關鍵在於要從基本要素來重建體力（剩餘能量）。如果一生中，我們都像賽車般，從頭到尾飆到底的話，很快地，我們就會耗盡體內的能量，但是假如我們巧妙地調整身體，認同「細水長流」、「留得青山在，不怕沒柴燒」，那麼，不論我們年紀有多大，健康與性趣將會伴我們一生。

能量是一種存在於所有生物的原始力量，即使我們停下來體驗它、查證它的存在，它仍然是肉眼看不到的。能量的存在，就宛如風火般，是容易明瞭的，我們稱它為生命力，古印度話中稱其為「普羅納」；中文裡則稱它為「氣」；全世界的文化都承認這種生命力的存在，宇宙裡，生命力活躍於萬物中，而且它能延續萬物的生命，在此過程中，它不斷地重建細胞組織，使其運轉、再生。沒有生命力，生活就沒有樂趣，性愛與愛情也就蕩然無存。

西方醫學指出能量來自於物質，或來自於食物中，東方科學認為呼吸也是能量的來源之一。身為哺乳類，我們從食物中獲得能量，食物的成分包含碳水化合物（醣）、蛋白質以及脂肪。能量的攝取是一種含氧的燃燒作用，有些食物、好像燃料般會立即燃燒，以便提供我們瞬間所需要的能量，其餘的能量就會被儲存於身體的各個部分，以便「應急」。「應急」是指餐與餐之間沒有進食的期間因為身體仍在活動中，能量還是需要的，為了要延續生命。新陳代謝是一種必需的生物化學反應，代謝的功能有製造荷爾蒙、建造骨質以及增強性慾等等。

我們身體大約有十兆個細胞，每個細胞的活動都需要能量，而每一個細胞內都有它自己的發電廠，稱為粒腺體，其主要功能是進行細胞內的代謝和呼吸，提供細胞活動的主要能量。有些細胞含有較多的粒腺體，舉例來說，由於肌肉細胞比脂肪細胞含有比較多的粒腺體，所以肌肉組織比脂肪組織更快速，更有效率地燃燒燃料。這種現象解釋了低脂飲食、呼吸運動以及適當運動的必要性。

我聽過一些人說，他們運動的主要目的是要將脂肪轉換成肌肉。很可惜的是，藉著運動脂肪是無法轉換成肌肉，脂肪只會消失罷了。

營養與能量轉換的關係

妳所吃的東西和妳所消化的東西會影響到妳的體能狀況。消化過程包含養分的吸收及副產品的排除（副產品是指食物經過吸收養分及大部分水分後剩餘下來的東西）。當食物被分解成可供細胞使用的分子時，食物就是這樣地轉換成能量。

正常的消化必須依賴三大要件：飲食的時間、飲食的品質以及飲食的量，為了要瞭解這三方面為何如此重要，首先，我們必須先來談談消化過程。

食物最先進入我們的口腔，我相信妳們會細嚼慢嚥的。但令人不可思議的，還是有好多人狼吞虎嚥，就好像他們有砂囊似的。咀嚼是消化過程中一項極為重要的因素，它不僅能讓妳品嘗和享受食物，它還能促進口腔分泌唾液，唾液含有一種保護物質，它可使上消化道免於食物中的細菌感染。即使有這保護措施，有時細菌還是會入侵，導致胃痛等等。

離開口腔後，食物經由食道進入胃部，一旦食物到了胃部，它就會進一步地分解。每天胃會分泌一～二公升的消化液，其主要成分是胃酸。胃的功能在消化蛋白質，以及將礦物質抽離出食物，逃過唾液的細菌再次被胃酸攻擊。然後食物進入小腸，大部分養分的消化與吸收在這裡進行，鹹性消化酶在這裡和食物充分混合以便增加小腸的吸收能力。

接著，龐大的剩餘物質就進入大腸，廢物在這裡被排出；這裡也有不少微生物，有些是有益健康的，有些是會導致生病的微生物。身體在代謝養分、維他命、藥物以及荷爾蒙的過程中，微生物扮演不可或缺的角色，但它也可能是癌症的起因，換言之，消化系統內微生物的整合會決定我們個人的健康。由於這個緣故，當我們暴飲暴食時，無形中我們增加了微生物的負荷，這就好比一輛加了劣質汽油的車子，是絕不可能跑出它的極速的。

我們之中有多少人的消化系統是有效率地運作著呢？可惜並不多，大部分人常會有突如其來的胃痛、心口灼熱（因胃酸過多倒流入食道內所造成）、消化不良、便秘等。當我們無法正常吸收養分時，就會變得疲倦焦躁和緊張。至於性愛方面，我們會性趣缺缺，甚至會討厭它。想像一下妳正吃一盒小點心，如果妳有消化不良的毛病，妳不僅不能享受這點心的美味，而且妳的消化系統要分解這食物也會很困難。

當我與病人諮商時，首要議題是改善她們的消化系統，一旦消化系統獲得改善，她們的大部分症狀就會神奇地消失了。

稍早之前我進行一項名為「代謝功能的滋潤者」的特殊食物療法，結果大部分患者的性生活品質獲得極大的改善。以前為了貪圖方便，我總是吃太多麵包和富含澱粉質的食物，然而我的消化系統無法及時消化這些食物，因此身體總是脹脹的。就解剖學的觀點來說，消化器官與性器官是息息相關的，所以當我的結腸（指大腸到盲腸這段腸子）有過多的食物時，性愛有時候會痛或不舒服。

現在，我們再回到正常消化的三大要件：飲食的時間、飲食的品質以及飲食的量，我一次說明一個要件。

飲食的時間

中國醫學主張能量運轉是跟地支（子、丑、寅……）有關聯，每個器官分別支配兩個小時，他們相信小腸主控的時間是下午一點到三點，由於小腸的主要功能是負責消化與吸收，因此下午一點到三點是吸收食物養分的最佳時機。另一方面，大腸支配的時間是早上五點到七點，由於大腸是負責暫時儲藏有毒廢物，因此自然地，早上便是排泄的最適當時間。

在古印度的醫學裡，健康長生之道是將一天二十四小時分成六個部分，而不是十二個部分，但基本上其原則是相同的。如果根據我們器官的功能來順應它的能量形式，身體就會維持均衡，體力也就會充沛。譬如，由於早上六點到十點，我們的體力是最旺盛的，所以這段期間吃的東西應該要清淡點，才不會阻礙能量的活動。妳自己可以試試看，儘管許多人一起床就覺得他們需要吃東西，但妳可以試著要求妳自己只來片水果，瞧瞧在下一個期間這美好食物嘗起來滋味如何，從早上十點到下午兩點，我們新陳代謝的能量正值高峰。也就是說，消化酶最活躍，食物的燃燒最有效率，這段期間內，想吃什麼就吃什麼，但是，小心囉！可別吃太多，因為妳不會想把這燃燒食物的火撲滅吧？而在循環的最後階段，下午兩點到六點，我們會覺得心情輕鬆，躍躍欲試，甚至會有頭昏眼花的感覺，此時我們傾向於想要吃糖或其他刺激性食物，因為一天即將結束，而我們需要能量的支援，此時最好是選些安定性高、不過分乾燥的食物。安定性高的食物是指能控制血糖標準，不使血糖升高的食物，譬如，妳該選擇新鮮水果，而不是脫水水果等加工過的食物；妳應該吃烹調過的蔬菜；而非生吃蔬菜；吃烘焙過的馬鈴薯，而不是洋芋片；喝扁豆湯，而不要吃扁豆沙拉。總而言之，用湯匙喝湯，多吃高蛋白的食物，但要少吃含有咖啡因或糖的刺激性食物，好比咖啡和甜點，儘量少吃為妙。

這套能量循環，在接下來的十二小時會自動重複一遍，但是妳可不要也自動再吃一次白天所吃過的食物，記得，在這段期間，除了喝水，不要再吃任何東西。這樣做的理由——是每天消化系統至少需要十二小時的休息，而這整夜的禁食只是在確定這消化系統真的覺得休息。以心理學的觀點來看，晚餐後到早餐前的這段時間，是我們身體做大掃除的最佳時機，如果妳認為早餐和午餐的間隔時間是在清理灰塵，那麼夜晚就是在掃清所有的垃圾。就寢前不吃東西有助於代謝功能的正常運作，如果真的不得已在睡前妳必須吃點東西，試試喝一杯水或檸檬水，然後來點沒有咖啡因的藥草茶，最後，喝杯煮過三分鐘的牛奶來幫助消化。夜晚的禁食使我們不僅能夠消化白天留下來的過多物質，也能恢復細胞原有的功能和修護任何消化系統的受損。此時，我們的脂肪庫存中心也開始分解——這也就是妳為何夜晚吃東西比白天吃東西更容易發胖的原因。

根據以上的敘述，我們不難明白性愛的最佳時間是在清晨和華燈初上時，此時我們的能量以及柔軟度正處於最高峰狀態，我們的胃沒有負荷過重，我們的活力充沛、熱情洋溢。

雖然美國人是一好吃的民族，但是對於新陳代謝的生物時鐘卻不太在乎，我們整天都在吃，從不去思索何時是用餐或做愛的最佳時機，真是可惜啊！試試我建議的飲食方式，我向妳保證妳的健康一定會有改善，在適當的時機做愛，妳將會更渴望性愛，而不是吃更多的食物。

飲食的品質

我們的性活力不僅依靠從食物中獲得的能量來支持，也依賴食物的品質，食物的品質會決定我們體內剩餘能量有多少可以被貯存或耗盡。自從一九一六年起，美國農業部開始推廣正確飲食的食物種類，並且在一九九二年，正式將這些食物加以組織，形成「食物指引的金字塔」：底部的食物有麵包、米飯、麵類以及穀類食物等，中間的食物有水果、蔬菜、肉類以及乳製品，最上面的食物是甜食、肥肉（脂肪）以及各種食用油。這個金字塔是用來作為每天該吃什麼和該吃多少的指導原則，譬如底部的食物應該多吃一些，最上面的食物要少吃一點。

然而，我所進行的活力食物療法有些不一樣。因為它不只主張以豆類食物取代動物性蛋白質（限制食用乳製品，改換豆類製品），它也強調新鮮食物和各種穀類的重要性，但是它把麵粉製品排除在外。即使妳沒有按照食物金字塔來吃東西，我所建議的飲食方式仍能使妳獲得相同的營養成分，大體說來，妳會更健康，性活力也會更旺盛。

食物的成分可以分為兩大類：一為微量營養素（如維生素、礦物質和核酸），一為巨量營養素（如碳水化合物、蛋白質以及脂肪），微量營養素在巨量營養素的代謝過程中，扮演極重要的角色。但是，食物不只是外在的成分而已，跟我們一樣，食物也有內在的本質。因為新鮮的食物裡面有生命力，它的養分比較容易被吸收，所以它能增加我們體內的生命力——能量。

假設妳所吃的食物是藉由脫水濃縮，或是以人工添加物加工保存來延長它的上架時間，雖然妳還是在攝取碳水化合物、蛋白質、脂肪等，但是它內在的生命力早已蕩然無存。即使妳從中獲得維生素補給，依西方理論來看，妳會滿足妳身體的基本所需，但是東方醫學指出這些食物不能提供妳所需要的能量，而且它們還會使妳昏昏沉沉。這個論點許多西方營養學家也同意，如果妳持續這種飲食方式一段長時間，妳會有「未老先衰」的感覺，那是因為妳體內沒有可以貯存能量的東西，因此我極力反對罐頭或冷凍食品。我也反對吃微波爐處理過的食物——即使有多數營養學家持相反意見，因為當妳使用微波爐時，妳是在微波食物，但想一想它加熱的過程，妳絕對不會想要吃下有輻射量的食物，而且還期望它帶給妳活力。我的忠告是堅持新鮮食物，以自然加熱的方式來煮或烘烤，而且要多吃蔬菜，如此一來，昏昏沉沉等問題就不會發生了。

芭芭拉，我的病人之一，她是一位不用傳統烤爐的女性，她習慣用微波爐來烹調食物，但是她並不常開伙。她早餐只有一杯健怡奶昔，午餐吃減肥特餐，晚餐吃沙拉，她看起來骨瘦如材。正常來說，女性在做愛時下體是溼潤的，但芭芭拉卻是乾乾的，她和情人做愛時，總是需要潤滑劑來輔助。

妳自己來分辨新鮮食物的差異性並不會太難。第一週，妳可以都吃罐頭或冷凍食物，接下來一週，妳只能吃新鮮食物。記下妳的體力能量狀況、反應的速度以及性慾的強弱等，我保證將會有天壤之別，妳也絕對不會再去吃加工過的食物。如果妳覺得這樣很費力，給妳一個建議：妳可以準備新鮮的柳橙汁，然後也準備一些市售罐裝或瓶裝的柳橙汁，試試妳的感覺如何。

打個比方來說，要是新鮮食物相當於兩百伏特的能量，加工過的食物大概只能釋出一百伏特的能量，但是，光是吃新鮮食物是不夠的。我們的土壤逐漸流失礦物質，污染物質遍布於我們呼吸的空氣與飲用的水，甚至當我們吃新鮮食物時，我們可能也不見得能攝取到所需的基本營養素，更不用說攝取像鋅、鐵等所需的礦物質。

待會兒我會推薦一些藥草、調味料和花的抽取物，它們有健全飲食的功效，現在，我只是要強調良好的營養有多麼重要。不新鮮的食物、礦物質和維生素的缺乏或過量攝取，這些都會削弱一般人的能量。當妳年輕時，不正確的飲食所造成的影響可能不會很明顯，可是一旦妳年紀大時，這影響可是會愈來愈明顯。

即使妳吃了多年的加工食品或罐頭果汁，改正妳的飲食方式和品質仍能使妳的健康和性活力獲得奇蹟似的改善。這本書的目的就是在於幫助妳如何恢復健康、重獲魅力，以及增強體力和性活力。

飲食的量

- 妳說過或聽過多少次「親愛的現在不行，我吃得太飽了！」
- 在深夜用餐後，妳對午夜性愛有多渴望？

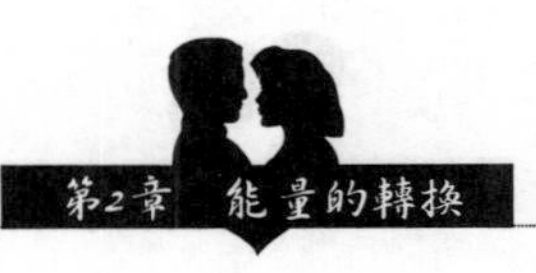

・妳要花多久時間來瞭解「做愛後吃東西是令人愉快的，但是做愛前吃東西是會令人畏首畏尾的」呢？

這些明顯的問題指出一個結論：暴飲暴食與魚水之歡是互相對立、水火不容的。

當我們吃太多時，等於直接阻礙了我們的性活力（以及其他能量）。飲食過量會造成活力的喪失：知覺遲鈍、警覺性不足，甚至會產生疲勞。在吃完四道菜的大餐後，妳會覺得活力充沛嗎？當我吃那麼多時，我甚至連從餐桌起身都有困難。

即使我們都知道適量的飲食才是健康之道，我們也知道吃得愈多，事實上並不能轉換成愈多的營養素，但是有時我們還是會飲食過量。好比妳吃巧克力時，第五口的滋味其實是跟第一口一樣的，但是妳還不是照樣把巧克力塞進口中。說真的，我們傾向於吃太多那些不怎麼營養的食物，因為那些不營養的食物再怎麼吃也不易滿足，而矛盾的是，我們居然還對那些食物念念不忘。飲食過量不僅會使消化系統過度使用，它還會操勞神經系統，使意識不清楚。

但是，我也不建議少吃，因為飲食不足會導致正常代謝能力的減弱。飲食不足跟減少卡路里（熱量）的攝取是不同的，因為卡路里攝取的限制有助於延長壽命，而過分的限制（如飲食不足或缺乏）是會縮短壽命的。我所反對的「少吃」是指略過某幾餐，改以只喝健怡蘇打水和咖啡來抑制胃口。

當妳為了要瘦身而定期地使身體挨餓時，實際上，妳會使體內組織受到壓迫，藉由略過幾餐來進行節食，是對女性活力造成致命的威脅之一。但是，這本書教大家做的一切活動都是在尋求「均衡」，並協助大家來調整飲食的時間、質與量等，使消化系統更加正常運作，如此妳將會覺得活力充沛，全身投入於思考、感覺、工作、玩樂以及性愛中。

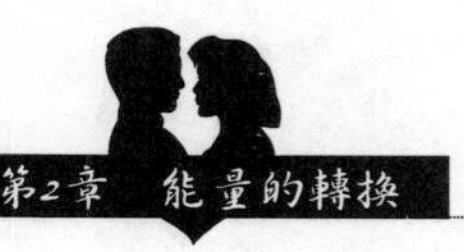

如何呼吸能獲得最多能量

最近幾年，呼吸運動才被聯想到與健康有密切關係。由於我們探究東方醫學和哲學，我們才知道正確的呼吸對健康是多麼重要。

然而，即使是今日，只有少數的西方人認為呼吸與能量有關聯。對西方人而言，呼吸只不過是一種使空氣進出肺部以便用氧氣來修護紅血球細胞的機械式活動罷了，但是，東方科學提出呼吸的另外一項重要目的：它能產生「普羅納」——我們的內在能量，也稱為生命力。

呼吸是我們和大自然間的一座橋樑，人類的性活力主要是來自於由呼吸而獲得的大自然能量，這論點事實上是有科學依據的。

為了要瞭解呼吸與能量的相關性，我們必須來談談自律神經系統，它的功能是在保持體內能量的平衡。自律神經系統分為兩部分：一為副交感神經，其受刺激後可減緩心跳速率、刺激腸蠕動及消化液分泌等等；另一為交感神經，它控制「反應中心」以使我們做好準備來採取行動，當我們突然遭受壓力或被迫應變時，交感神經就會開始起作用。譬如，如果我們受到言語或暴力攻擊時，交感神經就會加快心跳，並分泌腎上腺素到我們的血液裡，使我們的手冒汗，同時迫使我們決定是要抵抗，還是要逃跑。交感神經與副交感神經都受肺部活動的影響，當我們用胸腔呼吸時，就能促進交感神經起作用，當我們用橫膈膜呼吸時，我們可以使這兩大神經系統獲得平衡，如此一來，「反應中心」的神經也直接和呼吸有密切關聯。吸氣時，我們的交感神經增強（在進入一個有壓力的情境前，我們會告訴自己：「做個深呼吸吧！」），呼氣時，我們的副交感神經會使我們放慢下來，增加自制力。

我們一天呼吸的次數大概是兩萬三千次到兩萬六千次不等——每分鐘大約是十六次左右，這可以視為正常的，但未必是最健康的。呼吸機能是如此自主，以至於一般人無法分辨正確的呼吸方式和不正確的呼吸方式，如果我們用橫膈膜來呼吸，我們不僅可以獲得較充沛的能量，也可使交感與副交感神經保持平衡狀態，因此，我們可以說橫膈膜呼吸是正確的呼吸方式。

呼吸也是我們身體與心理的橋樑。不管妳留意與否，呼吸還是繼續進行著，但是當妳真的留意呼吸時，妳是可以用意念來加以控制。有人說，用意念來導氣，這是可以增加活力和促進代謝功能的正常運作。

稍後，我會在這本書裡進一步說明呼吸的心理層次，以及該注意那些事項。目前，我只是要妳明白呼吸的方式有好幾種，妳可以嘗試接下來的簡單實驗：仰臥著，放輕鬆，輕輕地把妳左姆指或右姆指放在肚臍上方，也讓妳的手放鬆下來，就妳平常方式做一次呼吸。當妳開始吸氣時，妳的腹部應該鼓起來，像氣球般地（不要刻意使腹部膨脹起來，妳只是在試試看呼吸是否自然）；呼氣時，腹部應該會縮小或扁掉。

上述的情形是否有發生？如果有的話，妳已經有百分之七十五接近正確的呼吸方式，因為妳現在已是在用橫膈膜呼吸，而且妳已達到一些有益的效果：

．妳已經減少每分鐘呼吸的次數，這樣可以提高呼吸的效率

．妳已省去心臟的過度操勞（試試以胸腔來做幾次急促呼吸，看看它對妳的心跳速率影響是如何）

．妳已保存了不少能量

．妳已經給體內的血液循環一針強心劑，促進血液循環於全身

．妳已大大地提升妳的肺活量

．妳已經按摩了腹腔內的器官和內分泌腺，尤其是腎上腺素，它影響性激素（荷爾蒙素）的製造

沒有人可以不經訓練就能一直進行橫膈膜式呼吸，但是只要稍做練習，我們就能做到。這本書會教妳這種呼吸的技巧，這種呼吸不難學，它不僅能重振精神，也能提高妳的性趣和性能力。

恢復性活力的訓練

瑪格麗特是一位歌劇歌手，她已經知道如何用橫膈膜來呼吸；由於她的歌唱生涯，所以她早已接受過這種呼吸方式的訓練。除了偶爾的歡鬧外，她的飲食都是很正常、很規律的。但是她來找我，向我訴苦：「她覺得自己有點矮胖，生活提不起勁來，性活力已經減少了，情緒不穩定，常亂發脾氣。」我立即發現她全身上下除了肋骨附近，都是贅肉，她那肋骨的肌肉是藉由呼吸訓練而來的，於是我為她安排一個充分鍛鍊肌肉的活動。三星期後，她的大腿變得比較結實，體力也增加了，跟丈夫的性愛品質也提高了，她後來成為成功與健康的女人，她的故事使我深深體會到運動是活力充沛的生活所不可或缺的要素。

無論妳從事何種運動，它會促進妳的血液循環，補給細胞所需的養分，修復細胞組織，以及協助排除廢物。

當妳不運動時，妳就有可能是高血壓、機能老化、心臟病等的受害者。因此，我們需要運動來保持健康、鍛鍊體力。

運動時，我們需要氧氣和糖原（可立即轉換成葡萄糖的一種多醣）。呼吸可以補給氧氣，吃碳水化合物的食物可以製造多醣，運動、氧氣以及多醣都和性活力有密不可分的關係。

運動對於肌肉的強化是非常重要的（心臟是一種肌肉；括約肌是一種肌肉；陰道充滿著彈性，它也是肌肉）。肌肉裡含有粒腺體，我們前面曾說明過，它是負責細胞內的代謝和呼吸，提供細胞的主要能源，我們從運動中鍛鍊愈多的肌肉，我們就會產生愈多的粒腺體來滿足體內所需的能量。運動也能使我們的體重下降、平衡荷爾蒙素、促進血液循環、增進心肺功能，以及改良我們的姿態，但要小心的是別過度操勞妳的肌肉，我們可不希望造成肌肉過度緊張。

雖然有許多強化身體各部分肌肉的運動，但是，由於本書是針對性活力而寫的，所以我所提倡的運動，基本上都和美滿的性生活有關，而這些運動也都與器官有關，像是腦部，妳得承認腦是我們體內最重要的器官，因為它直接與性愛的樂趣有關聯。

當我們年紀大時，大多數的人會變得比較僵硬，這僵硬的部位在臀部周圍，這裡面含有性器官，所以這些器官的肌肉會隨著我們的年齡而老化，變得比較沒有反應（冷感）。但是藉由運動骨盆附近的肌肉，肌肉的繃緊可獲得紓緩，而血液的流量也會增加，這將使性器官沈浸於高養分的血液中，獲得充分的補給，在這種情況下，性激素也會受到補給和刺激而恢復它的功能。

不同的運動課程本來就會有很大的差異性。後面妳將會看到我所推薦的運動是結合生理與心理兩大過程，這些運動不只會幫助妳養成一強健體魄，而且也會使妳的意識清楚，最後妳會拋去某些恐懼與焦慮，而專注於運動的舒服與自在。

在妳開始任何運動課程前，問問妳自己：妳的目標是什麼？當然也要考量妳自己的健康情形。譬如，減肥運動是促進肌肉組織的成長，但是藉由節食的話，某些肌肉組織會流失掉；有氧運動對心臟有益處，但如果妳的健康有問題時，就要確定妳能負荷得了妳所從事的運動。在任何運動課程中，運動的負荷量是要按部就班地增加，而我們運動的主要目的是在於延長壽命、提高新陳代謝的效率，以及培養妳的性趣。

當妳開始運動時，評估妳的食慾狀況以及記錄用餐的時間，如果在妳運動後不到二小時內就感到十分飢餓，那妳可以減輕妳的活動量。妳不會想要成為這種女人——她們拚命以吃來彌補運動所消耗的能量，結果她們實際上反而增加了體重。如果運動後經過二小時，甚至到了第二天，妳覺得繼續運動會難以負擔，妳可能是先前的運動過量了。適量的運動才會提振精神，如果妳覺得體力耗盡或是肌肉酸痛時，妳可以減輕運動量，但是不可以放棄運動。

常常有人問我什麼時間是最佳運動時間，這是依人而異的。如果妳習慣早起，妳可以在早上運動；如果妳在夜晚最靈活，就晚上做運動。一般來說，因

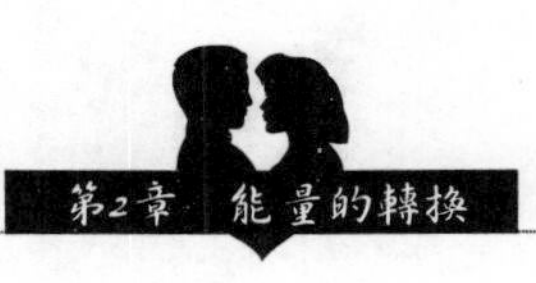

為妳沒有時間去思考不要做運動，所以早上可說是最佳時間；由於可能會有工作的阻礙或血糖下降，所以下午運動是最不適當；傍晚的運動會讓妳放鬆心情，但可能最容易累。什麼時候運動可由妳來決定，重點在於「恆心」和「自我要求」。

任何一項運動課程至少要嘗試三個星期，這是妳會看到身體變化所需要的最短時間，但是如果妳對目前做的運動感到有效，在妳進行下一階段的運動前，可以再延長兩週。一個星期至少要做四～五次的運動，如果妳運動的次數沒有超過三次，妳的代謝功能將不會改善，而且研究報告指出常運動的人不容易發胖。

再一次提醒妳：「恆心」和「自我要求」。妳愈常運動，就愈能自在、愈能放鬆，運動的功效是很神奇的喔！

閱讀完這本書妳會發現這是一套完整三星期的課程活動，它的內容包括飲食、呼吸運動以及體能運動。

在下一章節中，我要談論一些有關於生物化學的內容，別害怕，它是簡單又實用的知識，它不僅能延長妳的壽命，也能增添妳的魅力。

生物化學過程與健康的關係

我們的社會有一種奇怪的現象，那就是只有當我們生病時，我們才會關心健康狀況。我們有許多會治病的醫生，卻很少醫生能預防疾病。當我們年紀大時，我們認為身體變差是一種自然現象，也就是說，隨著時間流逝，對自己的性活力減弱、體力衰退，我們都是可以接受的。

我自認為是個健康的醫生，女性朋友來求助於我時，她們的症狀各有不同，輕者包含便秘、體力不足、輕微抑鬱症、倦怠等，也有與壓力有關的背痛、更年期以及偏頭痛等。這些症狀困擾她們已有一段時間，以至於她們的作息甚至性生活的品質，都受到負面影響，因此，她們每個人看來都性趣缺缺，活力不足。然而，在接受完諮詢和活動後，所有的女性朋友都面露春風地離去，好像是脫胎換骨一般，因此，我深信這本書的指示對妳的健康是非常有幫助的。在妳生病前，妳應該看它，如果妳能遵照這本書的指示，它能超乎妳所想像的增進妳的健康。

健康的本質繫於完整的生物化學過程。生物化學是研究生物體內化學過程的科學，此一過程影響到我們體內的新陳代謝，而良好的飲食習慣、適宜的身體活動、正確的呼吸方式、健全的心理狀態對新陳代謝都有助益。因此，藉由這些正確的習慣，我們可以好好地控制自己的健康情形。

生物化學過程之鑰是肝臟，它是我們新陳代謝的旅館，肝臟的功能包含解毒、貯存和代謝等。

身為解毒者，肝臟處理食物、藥物、毒素和化學物質——任何通過消化系統的物質都是它可以處理的，肝臟中和這些物質，把它們轉換成沒有毒素的形式排出體外。舉例來說，肝臟可將脂溶性毒素轉換成水溶性毒素，如此一來，

就可以經由腎臟來排泄這些水溶性毒素。

肝臟也可以貯存維生素和礦物質（如維生素B12、A、D、E、K；鐵、鈣、銅、鉬、錳），並結合菸鹼酸和穀氨酸，幫助消化系統處理葡萄糖。

身為新陳代謝者，肝臟能製造膽固醇，膽固醇為腎上腺素與性激素的基本分子；肝臟也負責碳水化合物和蛋白質的代謝，因為它能控制血液裡的葡萄糖和氨基酸。

不進食的時候，肝臟負責糖的分解，它從血液中吸收氧氣和養分，以便維持代謝反應正常地運作著，如果肝功能無法正常運作時，我們的身體也會出問題。

儘管如此，還是有很多人的飲食習慣使肝臟過度勞累，例如吃太多脂肪或喝太多酒都會使肝臟負荷過量，加工食品或過量的糖也會使肝功能受損。

吃高維生素和高礦物質的乾淨食物是維持肝臟健康的必備條件，維生素C、E、B1、B2、B3、B5和葉酸有助於肝的解毒功能。我的飲食課程中提倡藥草、薑、蒲公英、甜菜葉等，因為這些植物可以強化肝功能，有時，我也會推薦一種含碘的藥草，因為它能促進甲狀腺的功能。此外，要避免深夜進食或整天吃個不停，肝臟需要定期的大掃除，否則它會破損不堪，甚至完全敗壞。

妳每天不僅要維持肝功能正常運作，也要留意代謝功能是否處於均衡狀態，這些應該跟妳走路一樣，自然成為每日生活的一部分。

生物化學是我博士論文的主題，而肝臟的代謝功能是我研究的核心。回顧我過去不良的飲食習慣——咖啡因、麻醉藥物及吃太多的甜食和油脂，在我研究的過程中，第一次深深體會到，我的肝臟居然已忍受這麼久的不良食物。那時，沒有人告訴我該如何控制和維護肝功能；也沒有人告訴我肝和性活力有密不可分的關係，當然，我的健康狀況極差，以至於我逐漸有了太陽斑，有些人稱它為老人斑，那時我才二十幾歲（這些斑點是肝代謝功能不振的徵兆）！我的經期完全搞亂了，我患有一大堆女人病，做愛？更是不可能。

在知道代謝功能對性活力是如此重要後，我擬訂了一個計畫：我持續一個月服用蒲公英來清肝，恢復肝功能；我每天喝新鮮果汁，常常是一天七杯；我也吃足夠的豆類、米飯、蔬菜和一些藥草，我幾乎是一個活菜園。由於我愛吃甜食，所以我並沒有停止吃小甜餅，但是，我改吃自然的、去脂肪的小甜餅，在任何時候，我確定我吃的食物沒有人工添加物、防腐劑或農藥等；我開始運動，並且也學會正確的呼吸方式。

剛開始的兩個月，我的性活力消失了！

事實上，無論怎麼做，我還是提不起勁，我累得要死，而且很想吃甜食。然而，我身體發生了令人興奮的變化。我的眼睛變得清明，皮膚也紅潤多了，女人病的問題也不見了，經期也恢復規律了，氣喘也消失了，甚至連太陽斑也不見了，雖然這些結果花了六個月才達成。

最後，我才敢在飲食中加入蛋白質——魚肉、雞肉或是雞蛋。有一天，我的性活力突然恢復了，好像是第一次般的新奇，而且所獲得的快樂是前所未有的。後來，我獲得了博士學位，我也得到重生。

哪些食物可以供給我們能量呢?為什麼?

碳水化合物

它來自於穀類、水果、蔬菜和莢豆，這些就是我所謂的「可愛的碳水化合物」，碳水化合物也包含於蛋糕、麵粉製品、精製糖和餡餅中，我叫這些食物為「討人厭的碳水化合物」。其實，我們所得到的能量，都是來自於太陽，植物的光合作用就是一個例子。植物吸收水分和空氣中的二氧化碳，藉由日光能量的照射，它就產生碳水化合物，同時也釋出氧氣。碳水化合物為我們最迅速的能量來源，它協助身體代謝蛋白質和脂肪，就拿脂肪來說，它需要碳水化合物來幫助它在肝臟內作分解。

脂肪

它來自於牛奶、奶油、起司、植物油、肉類等等，它甚至也可能從過量的碳水化合物中產生。我們在飲食中攝取脂肪，主要是用來潤滑功能和供薄膜組織使用，但是過量的脂肪攝取是不健康的，有時甚至會危害生命。

我們的心臟使用脂肪酸來作為燃料，但是脂肪酸本身不易燃燒，很容易阻塞動脈，脂肪酸也容易過度補給細胞，而使細胞失去活力。最好吃鮪魚、鮭魚、野生肉類、酪梨、南瓜、杏仁、核桃、鳳梨和向日葵子來當作脂肪來源。然而，令人惋惜的是，有害健康的脂肪竟然占了美國人百分之三十到四十的飲食量，為什麼我們喜歡吃它們呢？因為它們很可口，又能滿足多數人的口慾，那就是為何美國居然有這麼多家的速食店，但是，我們無論如何要記得，速食是會危害健康的。

蛋白質

蛋白質是人體內僅次於水的最豐富物質，它們是身體主要的建材，是各種組織生長和代謝不可或缺的要素。消化期間，藉由胃酸和胰臟分泌的酵素，蛋白質被分解成氨基酸，然後氨基酸為小腸吸收，經由血液流到肝臟，在那裡，氨基酸被用來合成人體所需的複合氨基酸，以供其他組織製造荷爾蒙及酵素。飢餓時，貯存在體內的蛋白質就會被分解，並可當作能量來使用。

蛋白質主要的來源為獸肉、魚肉、家禽的肉、雞蛋、牛奶、莢豆、大豆等，再次提醒妳，別吃太多，不像其他能量的燃料，蛋白質沒有固定貯存的形式，而且過多的蛋白質會造成所有生病器官的沈重負擔。事實上，它是最不得已的燃料。

我所推薦的飲食包含五穀類、蔬菜、水果、海鹽、海鮮、海菜、豆類、蛋、堅果等，妳可加一些不含荷爾蒙的乳製品，或加一些獸肉，但就是不要吃加工過的食品。六千多種的合成化學物質被官方允許用於食品製造業，有些已被證實會致癌。人類身體系統辨識出化學物質是使體內毒素起作用的原動力，而攝取化學物質會造成身體系統的壓力，那時候，肝臟就無法正常運作，導致逐增老化，免疫系統的功能低落，更不用提性器官的功能枯竭。

糖該吃多少呢？再次強調，節制糖的攝取量是重要的。白糖由於欠缺維生素和礦物質，妳應該避免它。另一方面，存在於五穀類、蔬菜、水果中的多醣則含有不可或缺的維生素、礦物質、纖維素和水等，這些都有助於消化。另外一個避免吃白糖的理由是因為白糖會抑制我們的免疫系統，如果妳吃太多糖，妳就比較容易有下列的症狀或毛病：活力減退、性慾不振、念珠菌感染、糖尿病、心臟病、肥胖症和冠狀動脈疾病。我前面曾提過，由於過度愛吃甜點，我的性慾就消失了，現在，我對糖的看法是「知足常樂」，因為性愛的滿足更為可貴。

前面，我說過藥草是妳飲食中一種重要的補給品，當時，我也推薦了花粉。在中國、日本等地，花粉是他們傳統醫術中的一部分；現今澳洲的原住民仍然在炭火三溫暖中使用鮮花，這是由以前習俗演變而來的。花粉並不會造成人體內的化學變化，但是它會影響神經系統，因此，心情、思想和感情也受它影響，雖然花粉不是本書的主要課程內容，但我鼓勵妳可以嘗試看看。

上面已經談過健全的生物化學過程是依賴良好的營養、適當的運動和正確的呼吸來完成，現在，我將個別地來討論生物化學過程與疾病的預防、壓力的減低和性愛樂趣的關聯。

生物化學過程和疾病的預防

許多疾病的發生是起源於性愛的失調，因為性活力是身體與心理的主要能量。大多數的精神疾病是由於無法維持和諧的人際關係，究其原因，主要來自於性方面的困擾，那麼，性活力的正確使用是健康之鑰，這說法是合理的。

我們的一舉一動都會直接影響我們的性活力，我們身體的器官會受到外在環境（空氣、水、土地等）和內在環境（所吃的食物、酵素和荷爾蒙等）的影響。身體與心理的互動如果能維持平衡和流暢，身體內的各個系統自然會健康，如果身心互動失去平衡或不順利，疾病就會產生。

我們的免疫系統是對抗病毒、細菌、癌細胞的形成和其他外來侵物的第一道防線，它包含淋巴管、淋巴器官、白血球（主要的防衛者）和其他特定細胞、血清等。因為許多疾病來自於環境中的病原體，所以免疫系統的工作就是和這些毒物作戰，本能地吞噬這些毒物。

當免疫系統因不良飲食、缺乏運動、操勞、酒精或麻醉等而被迫讓步時，它會變得虛弱，而我們就會容易受到病原體的侵襲。妳如何知道自己的免疫系統是健康的呢？問問自己多久感冒一次或多久會覺得力不從心、體力下降？如果答案是「常常」的話，妳需要改變妳的飲食習慣、運動內容和生活方式。

這裡提供一些警訊：

- 第一階段：身體有些輕微的變化，如疲勞、衰弱和昏昏沉沉
- 第二階段：著涼、流行性感冒和淋巴腺腫大
- 第三階段：血壓、血糖、膽固醇上升

・第四階段：生病

我的忠告：第一階段要留意，第二階段要密切注意，第三階段須緊急應變，避免讓第四階段發生。

在與疾病對抗中，有兩項重要步驟：

1.藉由飲食和運動來強化免疫系統。

2.靠強化肝臟來提升身體的解毒能力。

生物化學過程與壓力的減低

根據菲爾．紐倫伯格博士在他的著作《追求個人力量：化壓力為力量》中，詮釋壓力是「一種自律失調的狀態，不安、過度抑制、身心互動的不協調為其特色」。

換言之，當身體機能失調時，壓力就會出現，這失調會造成生物化學過程的不均衡。

當我們面臨壓力時，身體的反應來自於交感神經和副交感神經。交感神經起作用時，我們手心出汗、心跳加速、焦躁、生氣、健忘，有時還會失眠、背痛、脖子僵硬、消化不良等；副交感神經起作用時，我們可能會畏縮、沮喪，甚至崩潰，這些都會導致生病。儘管如此，我們最終還是能控制這些反應，只要自律神經系統能正常運作著。當我們消化食物時、心臟跳動時、肝臟進行代謝功能時，都是受自律神經控制，所以當自律神經系統由於壓力而陷於混亂時，這會造成體內正常機能的失靈或故障。

就生物化學的層面來看，面臨壓力時，交感神經系統會使腎上腺分泌壓力荷爾蒙：兒茶芬胺和皮質類固醇，這些荷爾蒙使體內貯存的能量釋放出來，進而提高血液裡脂肪和類固醇的標準，它們也會分解小腸內的細胞、抑制白血球細胞的機能、減少淋巴細胞的產生、導致胸腺縮小等。妳要知道：腎上腺是負責製造性荷爾蒙（或稱為性激素），而當身體在壓力之下時，性激素的製造會停止，在所有壓抑性愛的因素中，壓力是最厲害的。

另一方面，當副交感神經作用時，我們會有因不當使用體內資源而造成機能損害。由於缺乏活動，肌肉會開始萎縮，舉例來說，因為缺乏運動，心臟就會變得肥大。與副交感神經有關的症狀包括：長期疲勞、焦慮、某些癌症等。

如果妳正感到緊張，我的課程活動會有幫助的。適當的飲食會產生情緒和身體的變化，進而有助於生物化學過程的平衡，水果和蔬菜含有豐富的養分，有助於荷爾蒙製造的平衡；富有鈣的食物，像豆類、綠色植物、堅果等，對放鬆心情有很大的幫助，在蔬菜上加點檸檬，它會使蔬菜中的鈣質釋放出來；海草可提供免疫系統、神經系統和內分泌系統豐富的養分；紓緩壓力，恢復體力的所有藥草中，人參是最有名的。

當然，運動能減緩內在的壓力，也能平衡神經系統。呼吸，對壓力的減輕也很重要，深呼吸能使身體放鬆，而且能提供細胞額外的氧氣來自我重建。

壓力的產生和現代社會生活節奏有密切關係。五十年前，「壓力」這個字，是用於指橋所需承受的壓力等，較少拿來形容人的心理反應。或許當我們不再使用傳真機、電視機、行動電話、電子郵件和電話時，我們就有可能放慢步調，過著安逸和輕鬆的生活。但那是不切實際的，因為壓力是存在於現代生活中，而且它跟我們的生活態度有密切關聯。

生物化學過程與「青春常駐」

當體內生物化學過程的機能衰弱，而內部修護能力又無法及時發揮作用時，身體就會退化。有些年輕人會未老先衰；相反地，有些老年人卻老當益壯，風采依舊。人類生命的各個階段順序（發育、生長、成熟、退化、老化……），與其說和年齡增長有重要關聯，還不如說是與身體機能的保養有絕對的關聯。

對大多數人而言，身體機能的逐漸退化似乎是與年齡增長成正比，但如果我們生活在一污染遍佈的環境中，又過著有害健康的生活方式，那麼這退化（老化）過程就會加速。當我們年紀大時，體內組織所需的修護時間也會更長，為何會有這種現象呢？有科學家認為可能的原因是體內產生過多的「自由基」，或是體內失去處理「自由基」的能力。

自由基是由一些不穩定的氧分子和不成對的電子組合而成的。代謝過程中會產生自由基，而這些自由基有能力攻擊酵素系統、薄膜組織，甚至是DNA（脫氧核糖核酸）。當身體暴露於污染的空氣，或食用含有毒物質的食物時，自由基也會形成，其他如X光和陽光的輻射線、藥物、酒、尼古丁、醃肉和壓力也會促進自由基的產生。自由基本身毒性極強，而當自由基一產生時，健康的人體會立即以抗毒素將之隔離，因而大多數的自由基會被排出體外，但有些仍會留在體內。

抗毒素以不同種類的酵素存在於肝臟解毒系統的一部分，體內抗毒素防衛系統需要維生素和礦物質來補給，尤其是銅、鋅、維生素E和C。

氧化就是某些東西生鏽的過程。我的課程活動可以防止人體生鏽（衰退），無論妳年紀大小，現在就開始吧！記得這些建議：

- 為了讓小腸內的消化細胞復原，整夜禁食是必要的，這樣做對免疫系統有益，所以不要吃個不停
- 少吃一點，就會活久一點，藉由減少熱量的攝取，妳會延長妳的壽命
- 新鮮的果菜汁是維生素和礦物質的最佳來源
- 限制自己每天脂肪的攝取量不超過二十克。真的需要攝取脂肪時，選冷的、未精煉過的油，像是橄欖油、花生油或芝麻油
- 避免吃加工過的食品和含有化學物質的食品，如人工色素、糖精等，如此一來，才不會增加肝臟的負擔
- 飲食中要多吃新鮮的蔬菜和水果，它們有助於細胞的修護和營養補給
- 藉由吃五穀類和豆莢來攝取纖維，纖維可以整腸、幫助消化、排除廢物

與毒素

・針對上面所提的維生素，加入胡蘿蔔素，尤其是β胡蘿蔔素

・綠茶、人蔘等都有助於防止老化

・花粉對防止老化也有幫助，如阿爾卑斯山的百合花、薄荷、金魚草和芙蓉

・前面曾提過的，深呼吸（橫膈膜式）能增加含氧量，和提升清理毒素時新陳代謝的速率

・運動能使肌肉強健（如重量訓練），並且可以減少體內的脂肪（如有氧舞蹈）

生物化學過程和性愛的樂趣

坊間有許多有關男性如何重振雄風的書籍流傳著，卻少有女性床上教戰守

則的書問世，這種現象的確令人感到不可思議。但是這本書是為女性朋友而出版的，本書裡所建議的食物、維生素和礦物質一定會提高女性朋友的性趣。

我個人覺得春藥應該極少量服用，除非妳是缺乏鋅，妳才吃生蠔來當作催情劑；使人平靜的食物——溫牛奶、蜂蜜、甜水果——會減緩壓力，因而增進性慾，魚子醬和紅酒能刺激性反應，這些東西可以在妳與情人相處的場合中食用。中國人認為燕窩也有促進性慾的效果，也有人告訴我蕈類（香菇、蘑菇）是壯陽滋陰的好東西，雖然它們美味可口，但吃了它們之後，我的性慾並沒有增強，而且它們滿貴的。

我的重點是性生活的美滿不是單靠昂貴的高營養補品，它是需要健康的身體來促成的。如前面所提的營養均衡、規律運動、正確的呼吸技巧都是促進身體健康不可或缺的條件，為了要讓妳充滿性活力，有些特定的器官和腺體是需要補給營養的。

於下一章中，我們才會深入地討論荷爾蒙，但是現在讓我們先來看看荷爾蒙與性功能的關係。

腦垂體腺位於大腦底部，它能釋放多種荷爾蒙，控制身體許多生理活動，而且能影響其他內分泌腺的活性，如腎上腺、甲狀腺和卵巢等。腦垂體腺如果分泌不足會造成停經期的提早、（男性）性無能、性器官的發育不良和（女性）性冷感。

腎上腺產生少量卻重要的性荷爾蒙，它需要維生素A、維生素B群、B1、C、E、脂肪酸鎂，像亞麻子油裡的脂肪酸、泛酸和尼古丁酸來維持正常功能。如果沒有這些營養補給，腎上腺會精疲力竭，進而導致缺乏性活力、機能衰退，如果妳按照我的課程活動，妳將不會缺少這些營養素。

甲狀腺與性慾和性能力相互關聯。維生素B群、維生素E和礦物質鋅、銅、碘都是甲狀腺素產生的重要來源。

卵巢會分泌兩種荷爾蒙——動情素和黃體素。如果動情素分泌不足時，它會延遲性徵成熟期，使乳房和生殖器發育不完全；黃體素失調時，它會造成不正常出血、水分失調、心情與行為的反覆無常。維生素B群、維生素E、葉酸、鋅和菸鹼酸都有助於這些荷爾蒙機能的正常運作。

性荷爾蒙是利用體內自行產生的膽固醇所製造的，通常我們不需要額外地去攝取它，而且，只要體內的膽固醇能容易地代謝，我們也不需要刻意去迴避高膽固醇食物。有助於膽固醇代謝的營養素包含維生素B群、維生素C和E、錳、鋅和卵磷脂。

良好的營養攝取是魅力四射不可或缺的條件，而不良的飲食會傷害魅力的形成。藥物呢？它們可能可以短暫地增添性趣，但不久的將來，它們會毀滅性趣。酒、煙、咖啡因、碳酸飲料（汽水）、加工食品、精製糖全都是性的抑制物，某些興奮劑、抗高血壓藥、鎮定劑、避孕丸也會減低性慾，如果妳有吃避孕丸的習慣，我的課程活動將對妳特別有幫助。

第十二章將告訴妳那些藥草、花粉、維生素、礦物質和食物會幫助妳維持性活力的高峰。現在，希望妳能記住下列幾點建議：

・避免吃白麵粉製品

・海草有助於甲狀腺機能，而且它含有豐富的礦物質，像碘、鈣和鋅等。妳可以喝味噌紫菜湯或吃海菜沙拉

・避免吃垃圾食物，如巧克力、含有精製糖的食品和咖啡，因為它們會使腎上腺負荷過重

・儘量避免不必要的口服避孕藥，因為它們會損耗甲狀腺機能和性活力

・如果妳甲狀腺機能虛弱時，少吃甘藍菜（包心菜）、花椰菜（菜花）和硬花甘藍等

・吃新鮮水果、葉類蔬菜、五穀類，它們都是活力的泉源

性趣的基礎是荷爾蒙（內分泌），妳也知道動情素對女性很重要，就如同黃體素對男性一樣重要。下一章中妳會瞭解荷爾蒙的功能和為何本書訓練活力的活動能使它們運作順暢。

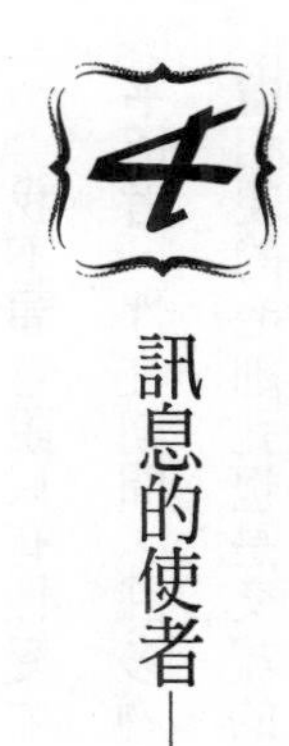

訊息的使者——荷爾蒙

荷爾蒙是我們體內最重要的維持能量的系統，身體機能的正常運作或失調都和荷爾蒙的產生、分泌和循環有密切關聯。規律的性生活是維持荷爾蒙順暢運作的最佳方法之一，然而，性愛本身不是那麼重要，心理對荷爾蒙功能才有終極的影響。

以我個人的經驗來說，當我初次來到克里夫蘭時，我非常緊張，而且已連續四、五個月沒有做愛了，我全身幾乎快癱瘓，月經居然不來，體重也增加了，代謝功能也慢下來，我的心理一直處於沮喪的狀態。

在醫生建議之下，我服用了綜合荷爾蒙素——一種合成的黃體分泌素——

以便使經期正常運作，然而這藥使我更憂鬱，體重直線上升，甚至有細菌感染的現象。我幾乎已無計可施。上帝啊！我原來是一位生化營養學家，而且我將去奧林匹克中心做研究。

當我在奧林匹克中心遇到一位男士時，一切都改觀了，六個月後，我們約在紐約碰面。那時我常常在傍晚做運動（如果妳想減輕最多體重，傍晚是最好的時間），我在洗澡時加點柏樹和杜松子油製品以去除乾涸的細胞膜，並用檀香皂擦脖子，來增進女人味。我不再吃那些有害健康的食物，雖然我的月經沒有立即恢復正常，但在我的情人來找我之前，經期已恢復正常了，他對於我的神采飛揚感到驚奇，現在不僅月經很規律，性生活也有規律。

我不願意說只有性愛才會控制荷爾蒙和月經來潮，但它的確是一個偉大的平衡者。性交期間，許多物質經由口對口和陰莖對陰道的行徑交流，甚至連肌膚相親的毛細孔也是交流的管道。荷爾蒙的平衡是多方面促成的，而性愛可刺激各系統來相互整合，當陰道與充血的陰莖彼此密合時，它們會經由身體的親密接觸來使中樞神經活躍起來，刺激荷爾蒙的產生和循環，大腦內的腦體腺也會受到性愛的刺激而釋放多種荷爾蒙，控制身體的許多生理活動。

瑪麗琳，五十歲，當時她既焦慮又沮喪。她處於更年期前症狀，月經的週期愈來愈短，二十四天就來一次，並非一般的二十八天。她的情緒跟她的經期一樣不穩定，她經常生氣，事實上，當我告訴她她的荷爾蒙分泌失調時，她似乎有點發飆。

「我早知道了！」她嚷嚷著，「那是意味著我是真的老了。」

「妳的內分泌失調不代表妳的生活一定要改變」，「妳最近運動量夠嗎？」我向她確認。

「我一星期運動三～四次，大概在運動腳踏車或跑步機上花四十分鐘。其他時間會練啞鈴等重量訓練。」

「太好了！」我說著。「飲食方面呢？」

「我吃不含脂肪的食物。」

「可以說具體一點嗎？」

「脫脂小餅乾、低熱量麵食和健怡汽水等。但我快要受不了了，因為我太愛吃甜食了。」

「妳的性生活如何？」

「甭提了！儘管吃一大堆脫脂食物，我還是這麼胖，我老公看都不看我一眼，況且五十多歲的人沒有性慾不算誇張吧！」

她只是體重稍稍過重些而已。魅力其實與個人的態度有很大的關係，雖然她真的很迷人，但她本人卻不覺得自己有魅力。

「我不確定『不算誇張』是什麼意思，」我說道，「但我知道有不少五十多歲的人仍享受著性愛，讓我們來檢視一下妳的飲食情形，裡頭可能有些問題存在。」

我懷疑她飲食中是否缺少有益於荷爾蒙的食物，我向她說明她吃太多碳水化合物，那些是會轉換成脂肪的，而且吃太多的醣類食物也會使身體負荷過重。

「妳需要在妳的飲食中加些植物性蛋白質，像黃豆、豆莢都是不錯的來源。動物性蛋白質可在中午吃一些，因為它們有助於胰島素的反應和體重增加。」我告訴她。

現在她早餐在麥粥中加入豆漿，中午她吃蔬菜、天然香料、豆腐等，這些食物我稱為植物性動情素的催化劑，根據我的建議，她不再喝健怡可樂（以前一天喝六罐），這種飲料會消耗她體內的維生素和礦物質，特別是鈣質，我介紹她喝一種日本抹茶和服用一種藥草（vitex），目的是為了補給腦下垂腺養分和使月經週期規律。

一般來說，像這樣的課程活動要花好幾個月才會見效，但瑪麗琳的病例中，結果是既迅速又明顯。她很快地減輕體重；她的月經自動恢復正常（二十八天來一次）；她的性活力也恢復了；她的情緒也穩定多了。

六個月後，她就向我告別，那時，她神采奕奕。我跟她說：「現在的妳，才是原來的妳。」

我們體內有一群器官和腺體共同組成內分泌系統，這些器官和腺體——腎上腺、甲狀腺、卵巢、松果腺等等——製造、綜合和分泌荷爾蒙，這些化學物質傳遞的訊息會告訴身體如何來運作。許多科學家相信荷爾蒙是體內最重要的化學物質，要是沒有它們，我們根本不能維持正常機能。

荷爾蒙這個字源自於希臘字horman，意思是「驅策」、「推進」，而就這層面來說，正是荷爾蒙所做的事。它們會驅策神經系統、免疫系統、再生系統和其他，所以這些系統能維持正常的運作。荷爾蒙扮演這些系統的主要協調角色，內分泌腺傳送訊息到大腦，而大腦命令荷爾蒙進入血液裡，依它們個別的需要前往不同的目的地，然後影響相關的組織或系統。

雖然男性可以靠他們的生活方式來維持荷爾蒙的高度和諧，但女人荷爾蒙的標準每個月卻分為兩個階段：⑴腦下腺素刺激卵巢內的毛囊，使毛囊長大，數目增加，並且分泌動情素，因此，這受刺激的毛囊形成了一個卵子；⑵當這個卵子被排到輸卵管時，如果未受孕的話，月經就會來臨。

在更年期期間，荷爾蒙機能發生了重大改變，有趣的是，西方女性似乎比其他國家的女性有更多的更年期困擾。美國人似乎把更年期看成某件非常恐怖的事情——那生命中的改變會讓我們更接近死亡，但是居住在「黑山丘」的美國原住民，卻花三天三夜來慶祝這生命的蛻變。我的朋友艾克．莎勒告訴我：「那裡的女人會去神聖的洞穴裡，用大自然的產物：水晶、藥草和青苔，來幫助這個變化；更年期以如此榮耀儀式來慶祝，象徵從人生一階段蛻變到另一階段的開始。」

艾克嫁到鷹族部落裡，他們是以自然的醫術受到高度的敬重。老鷹本身即象徵平衡，如果它左邊翅膀掉了一根羽毛，它會弄掉右邊翅膀的一根羽毛。她告訴我說：「在妳們的社會中，妳們會認為治療就是把某些東西拿出體外，好比去除身體內的細菌或癌細胞，對美國原住民來說，這是非常不均衡的。如果妳把某物拿出來，妳還是必須把某些東西放回去，如果妳的內分泌失調時，譬如卵巢內分泌素不足時，祖母會問妳：『妳失去了什麼？女人的氣質嗎？女人的生理特徵嗎？』如果女人能找回女人氣質時，根本不會生這種病。」

這本書的部分目的是「把某些東西放回去」——以期能恢復女性氣質。女性氣質和活力常因為營養失調、焦慮、緊張而被削弱，如果妳要找回健康，妳的活力及女性氣質得先裝滿。

任何造成內分泌失調的因素都會造成全身的健康問題。有月經的女人可能會遇到下列困擾：月經前的緊張、月經過度出血和月經週期不規律等。一般而言，就身體層面來看，女人多數的荷爾蒙問題都與黃體內分泌素和動情素的過高或過低有關，也就是說，女人大部分內分泌方面的問題與這兩種激素失調，或與腦下腺素分泌過多有密切關聯。

我們的經期有其自己的節奏，好比潮汐受月球和地球相互引力的影響。女人月經的循環常常與我們熟識的女性朋友有關，大學室友或女性上班同事的經期循環常在同一時間。性生活規律的女性，通常經期也會較規律，經期規律時，我們的直覺也比較靈敏。排卵期間，某些女人的性慾會比較強烈，但是我們不需要為了平衡這內分泌而另外找性伴侶，我們可以鍾愛自己的情人就足夠了。

使用避孕藥等藥物會阻礙內分泌系統的正常功能，除非某些特定的器官分泌過多、過少，甚至一點也分泌不出來時，才用藥物來治療或控制內分泌系統。但是，我還是認為荷爾蒙治療法被過度使用，尤其是在停經期方面，我認為在飲食中加入維生素、礦物質、藥草等會有效得多。

因為這是一本有關恢復性活力的書，所以任何太深入的內分泌系統討論不應包括於本書內容裡，然而，有些會直接影響到性愛的內分泌腺應該為讀者略作說明：

1. 腦下垂腺的影響：左右生長激素、代謝速率、排卵、哺乳時間；如果缺少它，會造成性器官發育不完全和更年期的提早來臨。

2.松果腺的影響：左右心情、生物時鐘和食慾，它會分泌抗黑色素激素。這種激素分泌愈多，性活力愈不強烈，陽光曬得愈多，抗黑色素激素的分泌就愈少，性慾也會增強。

3.甲狀腺的影響：它會影響體內所有的系統，甲狀腺如果不活潑時，我們容易疲倦、焦慮、缺乏性慾和性活力。它會分泌甲狀腺素，而甲狀腺素會轉換成三碘甲狀腺素，它幾乎能刺激體內的任何細胞。

4.腎上腺的影響：它能綜合其他荷爾蒙，包含性荷爾蒙。如果機能正常時，它能充當減輕壓力的緩衝器，防止疾病的發生。它大致可分泌兩種主要激素：一為腎上腺皮質素，它能在壓力、焦慮以及血糖過低時，作出適當的反應，也能促進碳水化合物的新陳代謝；另一為DHEA，即腎上腺皮質分泌的雄性素，它能突顯男性第二性徵（如低沈的聲音、鬍鬚等）。

5.胰臟的影響：它是一個外分泌腺，能節制血糖的濃度，它可以分泌胰島素和胰高血糖素到血液裡。後者可以刺激肝內的糖原轉變為葡萄糖，提供我們在不吃食物時所需的能量；前者會調節葡萄糖的代謝。如果血糖素下降，胰島素分泌起起伏伏，我們的性慾也會降低。

6. 卵巢的影響：動情素和黃體內分泌素能控制我們的生育力和性特徵。譬如，動情素分泌不足時，它會延遲性器官的發育成熟，或造成乳房與陰道發育不良等。更年期時，這兩種激素的分泌的確會減少，而月經期間，這兩種激素的分泌量也會起起伏伏。儘管如此，女性還是有能力來調整內分泌的分泌波動，以趨於平衡。

這裡有一張內分泌系統和其所需營養素的簡表（如表一）。

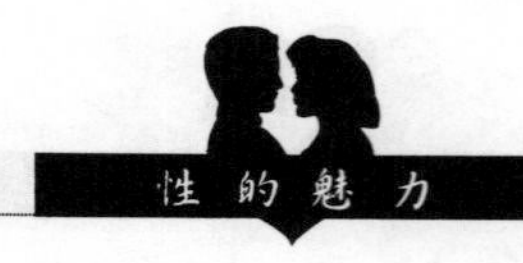

表一　內分泌系統和其所需的營養素

腺體	荷爾蒙	所需的營養素
腦下垂腺（腦垂體腺）	生長激素 黃體化激素 促卵泡成熟激素	維生素B（複體）、泛酸B5、維生素E、鋅、菸鹼酸
腎上腺	腎上腺素 正腎上腺素 DHEA（雄性素） 腎上腺皮質素	維生素A、維生素B（複體）、B5、B1、菸鹼酸、維生素C和E
甲狀腺	甲狀腺素 動情素	碘、維生素B（複體）、B1、維生素E、A、銅、鋅
卵巢	黃體內分泌素	維生素B（複體）、脂肪酸、鋅、菸鹼酸、葉酸

如妳所看見的，這裡介紹的荷爾蒙並不侷限於性激素，因為其他的激素對性生活也有間接的影響。

所有的植物都含有化學物質，包含植物性營養素和植物性化學物質。這些化學物質在植物的生長過程中被產生，大多數是在生長初期製造完成的，每個植物種類含有其特別的化學成分，各有其不同的影響，這就是我們為什麼需要多變化的均衡飲食。

因為某些植物性營養素本身就參與植物的內分泌過程，所以它們也可當作我們體內的荷爾蒙平衡者。在許多實驗中，植物性荷爾蒙已被證明可替代合成性荷爾蒙，而且安全得多。

現在，我們一起來看看所有的食物和蔬菜對荷爾蒙機能有何影響（如表二）。

表二　食物對荷爾蒙的影響

食物	對荷爾蒙的影響
單醣類	減低性慾，消耗腎上腺素
纖維質（所有食物）	影響動情素的代謝，增加性持續力
脂肪	減低性慾、性能力，增進有害健康激素的循環
海鮮	裡面的礦物質（鋅）能增進性慾，裡頭某些脂肪酸能增加皮膚、陰道和膀胱的溼度、水分
豆莢類（扁豆、蠶豆、埃及豆）	提供動情素複合物的來源
水果	類生物黃鹼素的來源，它能使荷爾蒙製造正常運作
蔬菜	含有許多能製造性激素的抗氧化劑和植物性營養素；也有某些有助於製造激素的脂肪酸
海草（海藻）	含有最多內分泌系統所需的礦物質，尤其是控制性慾的甲狀腺（碘）；亦含有動情素複合物的來源
穀類（糙米、小麥、燕麥、大麥）	節制血糖標準，增進性持續力，含有平衡內分泌的動情素複合物
黃豆製品	含有動情素複合物的來源

還記得自律神經系統嗎？它包含交感神經和副交感神經。當妳呼吸和運動時，會釋放出激素。這兩大神經系統也會刺激一些器官分泌激素，幫助身體機能繼續正常運作。

在我的課程活動中，藉由呼吸訓練和規律運動，我們可以用意識來控制自律神經系統。某些內分泌腺連接來自這兩大神經的大量神經元，而這些神經元會使內分泌功能維持正常運作。譬如說，遇到壓力時，腎上腺會分泌腎上腺素和腎上腺皮質素；胰腺會分泌胰島素和高血糖素。當我們調整呼吸方式和正確運動時，我們是可以改變生理活動的反應。

當我們緊張或害怕時，我們會本能地用胸部呼吸，呼吸會急促，如此就會使腎上腺分泌腎上腺素，以便產生一非常細膩、巧妙的反應來應付緊急狀況，好比說有一隻獅子快要攻擊妳了。

另一方面，橫膈膜呼吸法能強而有力地促進血液循環，進而使荷爾蒙循環更加順暢，也不會使心臟的負荷過重。而且，橫膈膜呼吸法不僅能按摩腎臟，它也能按摩女性的生殖器官如卵巢，促進荷爾蒙流入卵巢裡，協助製造卵子。

目前為止，我談的內容主要是關於生物學和化學方面，但是，精神方面（靈性）的內容更是精采。東方哲學家是最早討論性趣方面的修練，而且他們有許多靈性的觀點是值得學習的，如果我們能瞭解一些他們的觀點，我們對性愛就會有更深一層的認識。

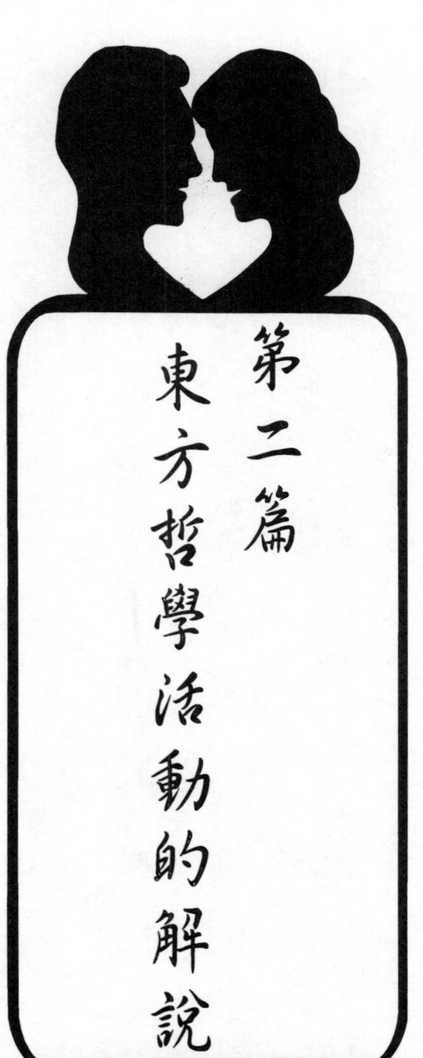
第二篇
東方哲學活動的解說

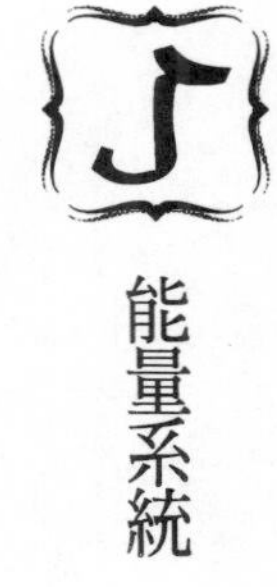

能量系統

根據瑜伽術的理論，人體內有七大能量中樞（能量中心），共同主宰我們身體的、情緒的、心智的和精神的幸福（健康）。依據這一理論，此七大能量中樞奠定了我們性活力的基礎。

從神經生理學的觀點來看，這些能量中樞代表連接脊柱、內分泌腺到體內器官的神經叢。第一條能量中樞位於脊椎底部，稱為尾骨神經叢；第二條在肚臍下方，稱為腰神經叢，與女性生殖器官和男性睪丸有關；第三條與腹腔神經叢、腎上腺和胰腺相連，是體內代謝中心的所在；第四條與心臟神經叢和胸腺相連；第五條與甲狀腺有關，位於喉嚨附近，和迷走神經與子宮頸神經節相

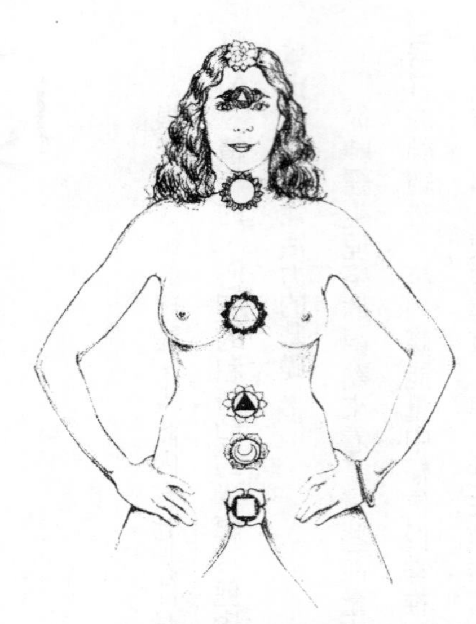

人體的七大能量中樞

連；第六條與腦下垂腺相連；第七條與松果腺相連。

因為本書的主旨是談論女性魅力，所以我將重點放在如何使第二條和第三條能量中樞活躍起來。

目前為止，我想妳對飲食、呼吸和運動會影響到第二條和第三條能量中樞並不會覺得稀奇。這一章的主要內容是在說明我的課程活動如何平衡能量中樞，以及妳的性反應如何與能量同步調以便讓妳魅力四射，具有靈性與創造力。

當這些能量中樞與體內的神經叢相互呼應時，瑜伽和道家的觀點均認為它們（能量中樞）是能量中心——生命力（普羅納），也就是我們的活力製造者。

能量起源於第一條能量中樞（位於脊椎底部），並且它是等著被喚醒。當能量醒來時，生命力也就產生了，由脊椎柱裡流出，傳到其他的能量中樞，而生命力就會竄流全身。

根據瑜伽的說法，他們的運動和呼吸訓練對性生活有極大的幫助。這裡所提的瑜伽術會教妳如何保持性活力，而非釋放性活力；它會教妳如何探索自我意識，而不是去壓抑它們。因此，呼吸和冥想（靜坐）是必要的。瑜伽的任何活動是不允許喧鬧，一切都是在靜音中進行。在活動中，夥伴們只專心使彼此快樂，但這快樂不只是身體方面而已，它也能觸動心靈點滴。總之，瑜伽活動會讓妳得到身體與精神的極大喜悅。

前面三條能量中樞是我們動物本能（生存、性、自我保養）的基礎。但接下來後面三條能量中樞和心靈方面（如認知意識）比較有關聯。第七條能量中樞和心靈與肉慾方面有關聯，充滿著自我意識與自我實現。這個部位可說是人類啟發智慧的源頭。

在前五條能量中樞裡，含有五大要素（土、火、水、空氣和以太）（「以太」一度被認為充滿整個空間，可藉此傳送光波），這五條能量中樞綜合了觸覺、味覺、視覺、聽覺和嗅覺，而且靠著自律神經系統與體內器官相互連接著。我們藉由能量中樞來啟動能量，表面上聽起來好像滿容易的，但事實上是不容易的，因為在每一個能量中樞的區域中，都有許多身體和生理的潛在障礙橫行著。譬如說，如果我們卡在第三條能量中樞，這一條代表著「火」，我們可能會有一些心理不適的症狀，像是易怒、暴燥、無能為力、好大喜功等。至於身體方面，我們可能會消化不良、肝功能不振、失眠和血糖過低等。

當然，我們不是一次只運作一個能量中樞，而是各個能量中樞「同時」一起運行，而不是「依序」運行的。可能會有一個是擔任「領隊」的角色，但是

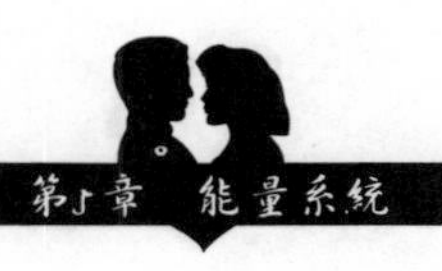

全體能量中樞是同時且持續著發揮不同的功效。

我們已提過能量是從位於脊椎底部的第一條能量中樞出發的，然後貫流全身到最高點的能量中樞。想像一下能量系統好比在上樓梯，並且會在每一層樓停留，我們會發現每一層樓都有不同的辦公室來負責不同的業務。一般來說，能量應可以自由地上樓梯，但是它有可能被困於某樓層的辦公室裡。所以，有時能量未必能輕鬆地到達較高的樓層。

舉例來說，當能量停在第二能量中樞時，聯繫著腰部神經叢，為我們的樂趣中心。如果我們性活力充沛的話，此時此地的能量必須通行無阻。如果這能量無法向上流時，我們就會容易有下列症狀：男女亂交、嗜性愛（過度做愛）、性能力失調、過度依賴酒精、背痛、陰道炎、尿道感染和膀胱炎等。

正確的飲食、運動和呼吸訓練會使所有的能量中樞運作正常，也能使能量通行無阻，讓能量中樞和能量相得益彰。

我之前說過的普羅納（生命力），是萬物的精髓。呼吸是傳送生命力的工具，因為只要我們繼續呼吸，製造能量的過程就能繼續下去。總之，呼吸就是生命之鑰，一旦呼吸停了，身體也就死了，它以心理和身體的意識來連結我們，經由神經、靜脈和動脈，呼吸作用運送能量給體內的細胞，那些支線和血管維持體內代謝機能的正常運作。

呼吸過程本身是一種神經運動的活動，吸氣和呼氣都是藉由神經系統的幫助來完成。當我們在子宮裡時，生命力經由母親的肺，然後靠著臍帶，流入我們的體內。當我們呱呱墜地時，我們自己的肺就會接手，但儘管如此，肚臍中心仍然是體內生命力的鑰匙，因為它仍是我們的消化中心，也是生命力的起源處。這肚臍中心主宰並給予體內其他系統能量（活力）；它的能量中樞和「火」相連，因為它是新陳代謝的所在。很清楚地，肚臍中心對維持性活力方面是非常重要的，這也是為什麼我的課程活動特別在肚臍中心多作說明，以便能激發肚臍中心的潛能，進而產生充沛的生命力。

關於促進代謝機能的呼吸技巧，後面才會詳加介紹。現在，只要知道「有

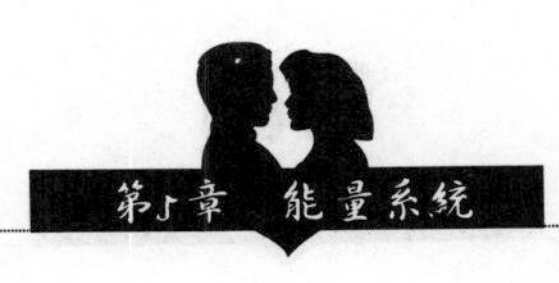

節奏的呼吸能使體內所有的分子通行無阻」就可以了。呼吸過程中，能淨化自律神經系統，並且傳送能量（活力）給體內的那些重要區域——能量中樞。因此，如果妳學會控制自己的呼吸，妳就能維持能量。事實上，當能量進入這些能量中樞時，妳會感覺到它的存在。也就是說，一旦妳可以感覺到能量，妳就可以控制它，如果妳無法控制呼吸，妳要享受美滿的性生活幾乎是不可能的。呼吸能影響身心兩方面，它是生命重要的一環。

我們前面曾談過「消化能力包含養分的吸收和毒素的排除」。西方營養學家認為人類吃的東西包含脂肪、蛋白質和碳水化合物，並且設法開出均衡的飲食菜單，能包含所有所需的養分；東方營養學家（和哲學家）加入含有普羅納成分的食物，而且把焦點放在那些可以提供我們高能量的食物。我的飲食內容也不例外。因為肚臍中心和它附近的能量中樞是與火有關的，而火是把物質轉換成能量的要素。那麼，因為食物可以提供火燃料，所以食物對新陳代謝是極重要的。

所有我們可用的治療方法都源自於體內代謝的平衡，如果我們無法維持代謝平衡，我們就會隨著年齡增長而老化，更不用說極有可能罹患各種疾病。妳可能熱衷於「吃出健康來」和「動出活力來」的各種活動與課程，但是，除非這些活動真的能使妳的代謝功能運作正常，否則一切的努力將會白費。

妳可以就「火」的觀點來測試自己的代謝功能。如果代謝功能正常的話，妳會感到精力充沛，但並不是喜好爭吵；妳會自信心十足，並且熱情洋溢；妳的心情穩如泰山，妳的性活力不急不緩。然而，如果妳代謝功能失調的話，妳會變得焦慮，昏昏沉沉，不是過度消極，就是太爭強好勝，妳會很容易生氣或哭泣，消化不良對妳來說是家常便飯。妳的性活力不是提不起勁，就是草草了事。靠著調和第三條能量中樞，妳也能控制前兩條能量中樞，那是因為第三條能量中樞位於樓梯的相對高點，所以它可幫助下面兩條能量中樞清除障礙。

妳體重過重嗎？如果答案是肯定的話，可能是妳的代謝功能發生故障，它可能沒有把食物轉換成能量。如果妳腹部裡囤積過多的脂肪，或如果妳的身材

受不相稱的脂肪影響的話，妳可能無法啟動第三條能量中樞，使它正常運作。這時，妳必須要改變妳的飲食習慣。

當妳運動時，體力很快地流失，呼吸會急促，很容易疲倦，或是渴望刺激物如咖啡或甜食，妳應該要改變妳的飲食習慣，以便調整妳的新陳代謝。

「火」是生命的燃料，唯有點「火」，才能使身體動起來。我們身體內的「火」可以使我們保持溫暖，有活力，能夠實現我們的想法，滿足我們的慾望，以及獲得我們期待已久的幸福。當我們體內的火被熄滅時，能量就被阻塞住，而不再活力四射。唯有我們的代謝功能——我們內在的「火」——強壯，我們才能神采飛揚，活力充沛。

當我們年紀大時，身體和心理的狀況都會改變，這種結果導致人體的需要也隨之而變。隨著身體狀況的變化，我們的飲食方式也必須作調整。然而，我們的飲食和前三條能量中樞關係最密切，我們從「大地」攝取食物，而第一條能量中樞的要素「土」與「大地」屬同源，然後藉由第二條和第三條能量中樞的作用，食物被轉換成能量。因此，吃新鮮及沒有污染的食物是維持前三條能量中樞健康的第一步驟。雖然要求我們每天吃新鮮食物是不太可能，但是，至少要避免吃加工過的食品，如罐頭食品和精製糖。因為這些食物不僅會削弱養分裡所蘊涵的活力，也會削弱體內的活力。

因為不同的食物本身含有不同的能量，所以它們有不同的功效。食物在消化過程中，不同的營養素會被輸送到個別有需要的器官組織，我的飲食計畫就是要確定每個器官組織都能處於最佳狀況。因此，我們可以說，個人飲食與其身心狀態都會密切影響到其體內的能量中樞。

表三中顯示了飲食和身心狀況對體內能量中樞的影響。從這一張簡表列出的清單中，妳可以看出那些食物對性活力特別有幫助。妳要知道，儘管所有的能量中樞都需要養分，但是「性愛」所需要的不只是養分，「性愛」不只是一種身體的機能，它也包含五種感覺（味覺、嗅覺、聽覺、觸覺、視覺）、大腦內的神經、我們的心智狀態、甚至是我們的靈魂。

表三　飲食及身心狀況對能量中樞的影響

	身體機能	心理機能	相關症狀（警訊）	有助於能量中樞保持最佳狀況的食物
1	固體廢物的排除、穩定性	不畏懼	腿後肌肉過緊、妄想症	豆莢類、根類蔬菜、堅果、種子
2	液體廢物的排除、流動性	性慾	腰痛、膀胱炎、陰道炎	所有新鮮的果汁、液體
3	消化、吸收、酸鹼中和、燃燒燃料	意志力	消化系統的問題、糖代謝失調、生氣、自卑	複合碳水化合物
4	呼吸、氧氣循環、免疫能力、排除廢物	愛、憐憫、同情	免疫能力失調、癌症、自私、明顯情緒化、循環系統的失調	綠色葉類蔬菜
5	吞食能力、臉上表情、排除毒物、接受能力	靈巧、創造力	喉嚨痛、固執、悲觀、飲食不正常	水果
6	修正其他中心的錯誤	想像力	頭痛、考慮過多	藥草、沈思、冥想
7	合併能量	領悟力	無知、沒有生理的症狀	斷食

如同某些特定的食物對個人的能量中樞有相當的助益，某些特定的運動對個人的能量中樞也很有幫助。

有助於第一條能量中樞的運動包括腳部、大腿後面肌肉和膝蓋運動。

對於第二條能量中樞有幫助的運動包含腰背附近的骨盆運動，以及從膝蓋到臀部的腿部運動。

對於第三條能量中樞有益的運動包含腹部運動，以及從肛門至心臟附近的運動。

對於第四條能量中樞有益的運動有手臂運動、上身運動和站立運動。

脖子和喉嚨的運動有助於第五條能量中樞。

關於第六條和第七條能量中樞的運動，心理方面會多於身體方面。妳可做「倒立」運動，讓血液流入大腦，但每次時間不宜超過五分鐘。而靜坐、沈思或什麼都不想對這些能量中樞有潛移默化的功效。這種精神層次運動甚至也能提升性能力和各方面生活的表現。

身體的運動會讓我們更加瞭解這些能量中樞。無論是情緒方面或呼吸方面有阻礙時或當妳生病時，體內相對應的部位就會被阻塞，而且會有不順暢的感覺。

當我年少輕狂時，一位朋友教我跳某種豔舞，我學不會如何扭腰擺臀；我的骨盆似乎僵硬如石頭，一點動感都沒有。雖然我曾經是個運動員，我還是搞不懂為何我對跳舞是笨手笨腳的，好像一個機器人在跳舞。我朋友那時告訴我：「不要刻意，放輕鬆，隨音樂動就對了！」

我放鬆身體，不加思索地隨著音樂起舞，不過一會兒工夫，整個動作變自然了。後來我才知道「挺腰，搖擺臀部，骨盆向前挺進」是與性愛有密切關聯的。我跳舞笨手笨腳原來是一種性抑制的障礙。雖然在一天內我就學會了如何跳豔舞，但「性愛」的學習可就多花了一些時間。

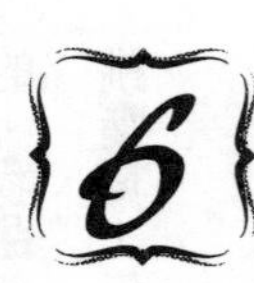

坦崔式的性愛技巧

坦崔（Tantra）是一門探討內在生活的科學，已有四年之久，它的主旨是教人們如何控制自己的身體、心理以及靈性。就字面上來說，坦崔意思是一網狀組織，連結我們各方面的生活——身體的、心理的、靈性的（精神的）、情緒的，在這連結網中，我們會發現性生活也融入其中。

本章節的主要目的是介紹東方性生活訓練，但我們不會針對每一個細節詳加討論。很明顯地，其內容不只是性生活而已，它還能將性活力昇華成精神食糧，進而達到自我解脫的境界。羅倫伯格．菲爾——一名經歷過坦崔式訓練的真理追求者，他作過這樣的描述：「坦崔是一種戒律式的訓練，但西方人心裡

卻是充滿叛逆，他們只追求玩樂。坦崔式訓練的目的是追求『精神和諧』，而不是追求肉體或情緒上的快樂。『性愛』可以是強而有力的工具，就如同『飲食方式』般。但是，對坦崔式訓練的信仰者來說，性愛只是一種工具，而不是一種途徑，他們認為追求精神和諧的途徑是指內在的戒律。」

目前為止，瑜伽各派中，只有坦崔在提倡性慾的價值和重要性，因為坦崔認為性慾可以昇華為內在自省的能力，最終可達到「忘我」和「頓悟」的境界。雖然其他派別的瑜伽也追求相同的目標，但他們堅持用僧侶清修的生活——自制、苦行、隱居和修道，但坦崔者不主張以這種方式來達成目標。坦崔的追隨者認為，當我們達到坦崔式訓練精神和諧的境界時，身體可藉由呼吸來淨化，心靈可藉由冥想來變得更加清明，體內每一個細胞都在旺盛地活動，女人（陰）與男人（陽）必須合而為一。或許妳並不同意他們的教義，但是他們性慾方面的修練的確可以提供我們來練習，對增加魅力有意想不到的功效。

雖然在某些東方哲學中，「性」被視為「頓悟」的絆腳石，享受性愛的女性被認為是蕩婦，或是掃把星，但是在坦崔的教義裡，女性是被褒揚的，甚至是被崇拜的。那種崇拜女性的信仰會提升女性的靈性層次，而且有助於女性將性激情昇華為神聖的能量。

在這個過程裡，解脫俗世的感覺油然而生；內心會覺得無牽無掛。男性與女性攜手共行，融合了彼此的力量，使陰陽更加調和。坦崔派認為因為我們有「性慾」，所以就讓我們昇華我們的「性慾」，把它提升為「頓悟」，他們宣揚男女相互的融合。

性與能量的相關性是毋庸置疑的，實際上，就身體與心理而論，性就是能量。就我所知，有一對五十歲的夫婦每天做愛，雖然那丈夫不見得每次都射精，但是那對夫婦不僅已學會一起呼吸，而且他們已將做愛當作是「冥想」和「合而為一」的一種方式（坦崔教義中有一條主張射精會耗損能量，而精液的保存對身體健康有益，它能補充能量）。換言之，性愛帶給他們的不只是全新的活力和身體的健康，而且還是內心的平靜。

做完愛後，他們並沒有癱在床上，他們反而覺得精神奕奕，整天生龍活虎。他們經常在早上做愛，性交時的能量經由重要中心（能量中樞）而向上流貫全身，進而增強他們的免疫能力、他們的心臟、他們的靈魂。

依「坦崔」的理論來看，性愛可以提升能量，也可以消耗能量。射精會耗損男性能量，而月經（大量失血）會耗損女性能量，熟練坦崔式瑜伽術的女性真的可以減少或停止月經的流血。

我的老師是一個坦崔式瑜伽術的專家。他習慣說：「妳是妳生活的建築師，而且妳可以決定自己的命運。」他談論的是自我控制，對身體、情緒和靈性方面的控制。

自制需要自我認知、自我訓練和有系統的練習，而且，每一部分還要配合飲食、正確的呼吸和冥想，才能達成目標。聽起來好像滿簡單，但是卻常被我們根深柢固的習慣所阻撓。我曾和東方的一些瑜伽術專家共事過，但很訝異的是，他們看起來似乎比他們的實際年齡年輕。比起相同年紀的西方人，他們有活力得多，他們的皮膚不容易老化，身材比較好，走起路來更加有自信，他們全都遵守嚴格的養生之道，包括飲食、冥想和呼吸方面。在他們提供西方人修練的活動中，這裡，我只採用一些，特別是針對西方女性的需要。

自我認知、自我訓練和有系統的練習——我們一次說明一個部分。

自我認知

自我認知，簡單來說就是知道什麼是對妳有用的，什麼是對妳沒用的。藉著察覺自己的習慣和內心世界，妳可以試著去摸索以及去探究妳可能做過的無意識或瘋狂行為的原因和意義（譯註：無意識——自己察覺不到的心智活動，可從夢中與行為等的巧妙分析，探知它的存在並瞭解它的特性）。

舉例來說，露易絲向我訴苦說：「每次她跟她老公開始做愛時，她就想要尿尿。」她求助過好幾個醫生，卻找不到任何病因；我設法找到一個心理因素。

在培養「自我察覺」的最佳方法中，呼吸是滿重要的。我確定妳不知道呼吸時妳是用哪一邊的鼻孔來控制，而我要求妳現在去觀察這個問題。啊！是左邊吧。好，現在請妳刻意用右鼻孔來主導呼吸，如果有需要，妳甚至可以用手指壓住左鼻孔。經過幾次刻意練習後，妳會發覺一天裡，妳有好幾次無意識地用右鼻孔來主導呼吸；妳的心裡也會突然對呼吸過程特別注意。

我要露易絲做相同的實驗，並且告訴她「自我察覺」是邁向「自我認知」重要的第一步。我告訴她：「現在當妳跟妳老公做愛時，要去察覺自己的感覺。做愛好比呼吸一般，妳必須把它從無意識裡轉換成可由意識控制。」

不久，她向我回報結果，做愛時，她的感覺不是快樂的，而是滿生氣的。

「妳對他滿不屑的嗎？」

「妳說得對極了！」

「妳想知道為何那時妳要去上廁所嗎？」

「啊！」她看著我，而且露出會心的一笑。

後來，她告訴我她的情況已大有改善。「我告訴我老公我對他的不滿，他瞭解後，我們將問題徹底地溝通。而我們後來做愛的感覺竟然是歷年來最棒的。」

「妳還會想要尿尿嗎？」

「想都沒想過。」她露出幸福的微笑。

我明白察覺身體方面的活動，可以有助於我們對心理過程的瞭解。

藉由察覺自己來培養「自我認知」的能力，我這裡提供一個好方法供妳參考：寫日記，但不是寫流水帳，逐一不漏的記載，而是記一些妳認為有意義的事。凱西，我的一位病人，患有持續性的偏頭痛。我勸她記下她所吃的食物，看看是否能找出與頭痛的關聯——在頭痛開始時，記下剛剛吃過的東西，不久答案就揭曉了。原來是乳製品的食物！頭痛之前，她習慣於喝咖啡時加入奶精，或將麵食加上起司，當她不加這些東西時，頭痛就不見了。

未必每個人都對乳製品有如此的反應，但其他食物也有可能會造成問題。飲食情形的觀察有助於行為的瞭解，吃糖後，妳會不會有沮喪的感覺呢？喝了兩杯酒後，妳會不會有生氣的感覺呢？吃完飯後，妳會不會想睡覺？如果妳學會察覺自己的動作、習慣和思緒時，妳會有能力去改變一些沒用的或是自我毀滅的行為。而且，妳更能致力於那些對妳身心有益處的活動，如此一來，生活會更加美滿，更加健康。

自我訓練

discipline 這個字是個雙關語，有「懲罰」和「訓練」的意思。但當談到意志力時，它的意思就是「訓練」，一種積極的自我控制能力。有了訓練，生活方式的改變才可能持續下去；有了訓練，一個長期的工作才得以完成，換言之，訓練和恆心是相輔相成的。

的確，有時候聽起來好像是處罰。「我已經完全不吃所有的甜食了」一位愛吃冰淇淋的病人最近告訴我。

「這是對妳有益的」我說著，懷疑地看著她「妳感覺有好一點嗎？」

「好一點？」她大叫「這簡直是折磨」。

說得更明確一點，這裡指的訓練不是一貫軍事化的訓練，而是有關意志力的堅持，對於妳想要達到的目標不輕言放棄或中斷，好比說妳在調整飲食時，是逐漸減少某些食物的攝取，而並非要妳立刻不准吃某些食物。妳在運動時，剛開始只要流點汗就可以了，而不是要立刻搞得滿身大汗，弄得力竭汗湍，精疲力盡。如果訓練的代價是疼痛，那表示妳是過度訓練。

而且妳要記得，訓練是身心兩方面同時進行的，因此，積極的心理建設是必備條件。如果妳心裡出現「不能」的字眼，這種心理障礙終究會導致日後的失敗。如果妳心裡想著：「我想要做這件事，我有能力做好它，我會成功的。」妳終究會做好這件事的。換言之，「有志者事竟成」就是這個道理，所以，積極的思考是需要訓練的，但是，一旦妳心理建設完備之後，好處是多方面的。

有系統的練習

有系統的練習是指妳需要排定時間來運動和冥想，而且要衡量妳的能力，兩者同時進行。然而，練習時間不只是一、兩個禮拜，而是要持續一輩子。當然，這練習可能會隨著外在的環境而適時作些彈性調整。當妳在作有系統的練習時，一定要與妳的生活步調一致，而且絕對不可以過度練習而造成身心負荷過重。

在我的課程活動中，我要求女性朋友畫出自己的作息表，以便找出飲食和運動的最佳時間，通常這意味著打破以往的習慣，而重建新習慣。我的課程活動剛開始是慢慢進行的，然後循序漸進，有系統的練習就是為了要建立新習慣。

如果妳接受現代心理學的推論——我們的行為受追求享樂和避免痛苦的控制，那麼妳應該可以理解習慣是來自於制約的行為。一旦那些制約的行為形成習慣後，妳知道的，習慣就成自然，根本就不受意識的控制。因此，很少人會想要去改變習慣。

拿飲食來說吧！當我問體重超重的病人她們吃什麼，她們的答案雖然不同，但訊息卻是一樣的。

「我沒有吃很多。」

「我儘量不吃甜食。」

「我沒有吃很多肉。」

「我都不碰油脂類食物。」

「我愛吃水果和蔬菜。」

這些人並沒有刻意在說謊，但是她們的說詞模稜兩可，不夠明確，她們並不清楚「很多」是指多少，「儘量」不吃甜食到底是盡了多少力，除了蔬菜和水果，她們還愛吃什麼東西。當我點出她們實際吃的東西時，她們感到驚訝，儘管這些飲食習慣是多麼地根深柢固，她們還是願意去改變。首先，她們得學會自我察覺，因為人們早已適應於自己的習慣，她們看不出自己的習慣有什麼不對勁，但是，自我控制可以恢復她們清明的視力。

有些習慣會鈍化我們的知覺，使我們警覺性不夠。如果妳能察覺這些習慣，並且加以改善，對妳的心理狀態、代謝功能以及健康將會有很大的幫助。當我們生病時，我們會傾向於保守心態，凡事畏首畏尾的；當我們處於消極、被動的心理狀態時，我們整個人就無法動起來，這樣的話，美滿的性結合就無法達到。

當我們年老或病危時，我們原有的習慣或許有所用處。但如果年輕時，我們沒有善待自己，反而養成一些惡習，那麼我們就不能享有美好的性生活、開放的心胸以及心靈的清靜。

接下來提供五項有助於養成良好習慣的步驟：

1. 知道自己需要改變。如果妳以寫日記來開始的話，妳會更容易看出過去習慣對妳的影響。

2. 確認妳要養成的習慣，在妳的日記裡，寫下妳的目標和其方法。如果妳的目標是增強性活力，妳應該要整夜禁食，而且要持續二十八天。在那之後，妳會發覺它竟然成為妳的習慣，而且妳不會再想吃宵夜了。

3. 要有系統地進行。確定每天都是同一時間練習這些新習慣，如果妳想要在生活裡加入代謝呼吸法，挑一個最佳時間來練習它，而且至少要持續二十一天。如果妳練習時出現問題，記得第五個步驟。

4. 要有恆心，要堅持下去。要形成一個習慣大概要花二十一天到二十八天，所以，第一個月妳必須要堅持妳的計畫表。我曾經和一位叫菲麗絲的女性朋友共事過，她本來每天早餐只吃兩片土司加奶油和蜂蜜，她維持這習慣三十五年了。後來，經過數以千遍的練習，她的早餐被調整為只喝一杯鮮果汁。現在她告訴我，只要一想到比果汁還要油膩的東西，

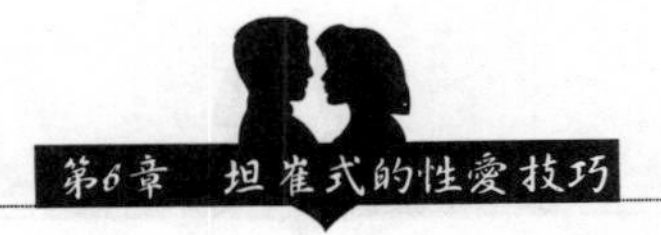

她就會反胃。

5.要有彈性，練習是可作調整的，好比說，妳過度繃緊一條吉他弦時，它是會斷的。如果妳使妳自己負荷過重時，妳原本的好意可能會有反效果。妳必須要有調整習慣的準備。練習的時間、果汁的種類以及運動量的多寡，都是可適時作調整的。調整的目的是在幫助妳更有效率地進行，更能完全投入這練習中，甚至是能寓教於樂。

以上這五點都適用於培養性活力。自我控制是培養性活力不可或缺的要素。

做愛前，我們曾注意身心狀態多少次呢？我想是「不多」。當我們確定我們的伴侶想要（做愛）時，我們不是說「好吧」，就是說「改天吧」，影響答案的因素與當時的「心情」有很大關聯。許多已婚婦女常常跑來跟我訴苦：「我真是不堪其擾，我對做愛就是沒興趣，真希望我的老公或情人不要再來煩我了。」

這些女人認為做愛只是一種身體的活動，不需要太費力就能感覺一陣愉快的亢奮。她們不認為做愛是一種能量互換活動，這種過程不僅可以增進性器官的活力，而且還可以促進全身上下、身心各方面的舒暢。前面我們提過坦崔式的性愛，其認為性愛是由男女兩方密切的融合和分享，以促進身心兩方面的合而為一。激情不只是建立在肉慾上，更是建立在兩性合而為一的親暱、心靈相契等。所以，到達這種境界的愛，必定能成為生命的泉源，直到永遠。

美滿的性生活不需要變成例行的公事，更不是如家中瑣事，會令人疲勞。妳也不需要幻想枕邊人是某個俊男帥哥，好來增進妳的亢奮。

性生活的激情是可以轉換成熱愛生活，而熱愛生活的人，性生活必定甜蜜。如果妳看不見生活的美妙，如果妳不關心世界的美好，妳是不可能會熱愛生活的。如果沒有驚奇和敬畏的感覺，性愛與生活是很難圓滿的。在人類所有的行為中，良好的性生活（結合了身心兩方面的性愛）是宇宙中最佳互動的表達方式，男人與女人之間的結合（陰陽合一），就是萬物生生不息的結合。

但是，如果妳健康欠佳，妳還是不可能熱愛生活的。如果妳不能做到均衡的飲食、正確的呼吸以及規律的運動，要維持健康可就不容易了。身心的運動都有助於體內的能量中樞保持順暢，也就是所謂的氣血暢通，這些都是自我控制的基本步驟。

坦崔派的瑜伽專家根據時間、質與量來控制他們的飲食，這也是我提倡的方式。他們吃一些能促進代謝的食物，他們為了讓身體能不受阻礙地做好代謝工作，於是他們夜晚實行禁食，當他們不餓時，他們不吃任何東西。

坦崔派的專家也很注意呼吸方式，因為他們知道藉由正確的呼吸練習，可以促進自律神經的平衡。而且，他們懂得如何將氣引導到體內各個能量中樞，使身體機能更加順暢。

坦崔派的專家也知道人們的情緒變化有時會造成身體機能的不振，甚至會成為健康的絆腳石。譬如，心理的緊張可能會導致背部或肩膀的僵硬；焦慮會擾亂心跳的速率，使胸口鬱悶；生氣有可能造成骨盆抽筋。而運動就是紓解情

緒的最佳管道之一，經由紓解後的情緒，比較容易受意識來控制，因此，規律的運動不僅可以帶來身體的健康，它也可以增進心理的健康。

當我們在進行坦崔式練習（包括飲食、呼吸、運動）時，如果能有志同道合的夥伴一起來參與，效果是更加相得益彰，有時可以互相提醒，有時可以相互分享心得。當妳把這些練習當作某種享受時，我們更可說「獨樂樂，不如眾樂樂。」

高潮的神聖

女性高潮的生理現象是顯而易見的，藉由伴侶或自己刺激「性感帶」（嘴唇、耳朵、乳房、大腿內側、陰道、陰蒂和肛門等），這樣的動作會傳送訊息到大腦裡，於是亢奮的感覺就產生了。隨著亢奮的產生，大腦會靠神經系統作出反應，它會使生殖器附近充血以及肌肉擴張，陰蒂會變大，陰道會變得潤滑，心跳會加快，血壓也會上升（這就是為什麼多數女性在性交時，面頰會顯露紅暈）。正常的性交過程，彼此都應完全投入，不應有任何分心，再加上性伴侶若有豐富的經驗和純熟的技巧，高潮就會油然而生。而高潮出現的同時，陰道的肌肉會收縮，這種感官的滋味令人飄飄欲仙，回味無窮。

高潮持續的時間因人而異。當然，每個女人控制呼吸的能力、控制陰道內肌肉的技巧和感受高潮的能力，也各有不同。但基本上，每個女人都經歷相同的生物過程，從性刺激到高潮到回復平靜。

上面所說的都是高潮表面的過程（生理現象）。然而，對我來說，高潮應包含生理與心理（精神）兩方面，才算是完整的過程。

坦崔派瑜伽和道家都提到一種能將「性能量」轉換成「精神能量」的方法，把個人的快樂提升至全方位生活的喜悅。

我必須再次強調高潮並不是坦崔式的教義之一，它只是被視為達到自我控制的訓練方式之一。事實上，坦崔式的練習是要求高潮的保留，在性交過程中，要求專於內心，進而去迎接頓悟的來臨。坦崔派的目標不是追求享樂，他們是追求精神的結合與頓悟。

雖然所有的能量中心都與高潮有關，但與高潮最有關係的應屬第二條和第三條能量中心。首先，靠著第二條能量中心的作用，我們會產生分泌物。當我們身體受到刺激時，我們的陰道會變得溼潤，前戲會刺激體液的流出，這體液有潤滑作用，可使黏膜作好準備，以便做愛順暢之用。然後，我們整個身體會熱起來，那是因為第三個能量中心已經開始運作了。如果第三個能量中心的火無法正常燃燒，我們就會無法達到高潮或增加精神的能量。在高潮期間，我們會盡情抒發性慾，完全放開束縛（第四個能量中心的作用）。當我們將「性活力」轉換成「精神能量」時，我們的境界又更上一層樓，直到第七條能量中心——頓悟的聖地。

在坦崔派的性愛練習中，心臟、大腦和生殖器官都需要完全投入，充分配合，所以妳應該可以明白為何坦崔式練習中，有同伴一起練習是如此的重要。就身體的感覺而論，女性可以靠著自慰來達到和異性做愛時相同的高潮，但是，就精神感覺而論，有同伴來攜手練習是需要的，這樣才比較可能達到完全地結合與心靈相契所產生的頓悟。

但是，如果自慰有助於女性摸索或熟悉自己的性器官，或如果自慰可當作

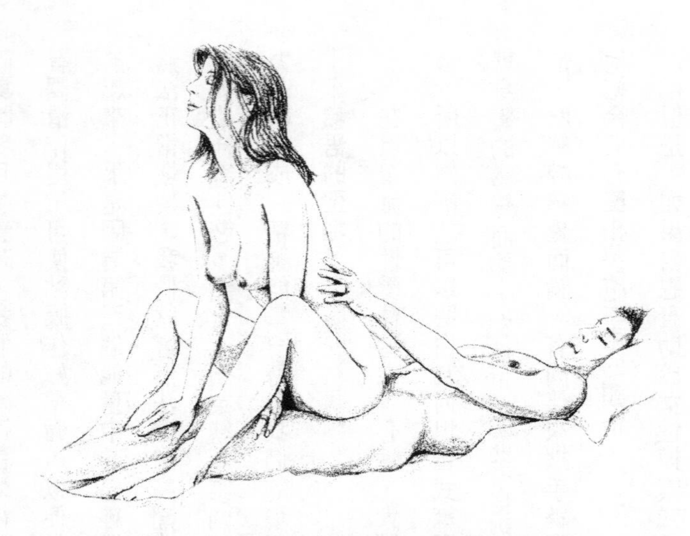
與同伴一起練習才能達到生理與精神的契合

紓解性壓力的管道，我仍然贊成自慰的正當性和必要性。在今日的社會裡，一夜情是非常危險的，所以一個很挑剔的女人，有可能會有一段很長的時間沒有性伴侶，在這種情況下，自慰不失為一種既健康又安全的自我紓解方式，即使妳有性伴侶了，自慰仍然能幫助妳學習控制高潮或是摸索性感地帶。自慰是不會耗損性活力的，對男性也是如此，事實上，自慰還滿有趣的。

但是，可別過度自慰，那可

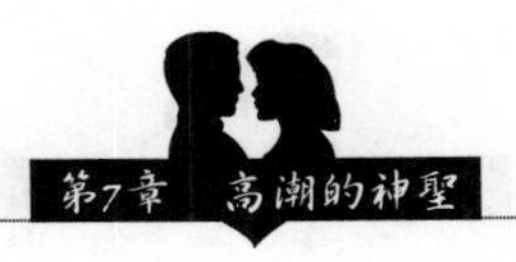

能會使妳的生殖器失去感覺，而且自慰時，妳多半是在幻想，那絕不是心靈相契的境界。兩性互動的愛情包括身體的、心理的以及靈性方面的契合。

在坦崔教派中，女性為男性所崇拜。對她們來說，性慾不只是生殖器的結合，它也與心理和靈性的契合有關。女性的性活力跟「接受能量」比較有關係，因為女人是創造下一代的主事者，比較需要外來的能量來補給（現代醫學指出，男性激素在性交時被女性吸收的話，會有助於女性的生育力和確立女性生殖系統的健康，規律的性生活會常保陰道的滋潤和改善我們整體的健康）。

在坦崔式的結合中，性行為的每一細節都能將平常的意識轉換成頓悟的能力。男性視女性如女神一般，她的性器官宛如頓悟的寶座，她的體液好比瓊漿玉液，能延年益壽，補充活力，女性和男性得以共同摒棄自我，邁向心靈相契的境界。因此，她有能力將激情昇華為冥想的洞察力，免於情慾和自我的糾纏。根據一位坦崔派大師的說法：「身為尊貴的女性練習者，她應當是勤勉而不偷懶的，熱愛練習，進而達到精神和諧的境界。」他勸告男性：「如果有發

覺上述條件的女性，不要猶豫了，與她結合吧！各式各樣的儀式與活動都要做，好好地享受這其中的無比樂趣。」

對我來說，性是一種「施與受」的結合，我相信「性」只要經過練習，是可以控制的。妳愛妳的伴侶愈深，性愛的品質就會愈高，因為妳投入的不僅是身體的自我，更是靈性的自我。結合愛的性，不僅可獲得感官上的快樂，還能得到心靈上的契合。

依我的觀點，「縱慾」的性行為可能從來都沒有達到高潮。愛撫、親暱和享樂的緊密結合，與其說是一種亢奮，還不如說是一種回報。而達到高潮並不一定要靠性行為。根據治療家瑪麗蘿絲的看法：「當我們經歷了創造的喜悅，高潮就隨之而起。」一些藝術家和運動員認為，高潮的產生是來自於藝術的創作或運動的過程中，而不是來自於生殖器。

性生活的不美滿會造成許多女性的疾病。如果女性的伴侶未能滿足她，她就無法吸收來自於他的重要營養素。性生活的挫折會導致易怒，而生氣的衝動

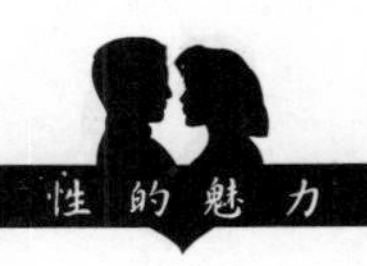

會使女性性器官和血液功能失調。

生理和心理的問題也會阻礙到性生活的享受甚至是練習。譬如，如果妳有血壓問題，因為那會造成妳的生殖器無法充分充血，所以妳就會很難達到高潮；如果妳有焦慮症的話，在性交時，妳會很容易分心，無法專心享受性愛的愉悅；如果妳生殖器官的肌肉——尤其是會陰附近的肌肉——不敏感的話，妳就不能充分地體會高潮時甜蜜的接觸；如果妳壓力過重、吃太飽、感冒或頭痛、傷心或生氣，這些都會剝奪妳的性趣。唯有身心完全的自由，才能去除任何性愛的障礙，因此，前戲和柔情似水的愛人更是重要，因為他們能解放心靈與放鬆身體。

因此，高潮來自於健康的身心是不用懷疑的。說的具體些，美好的性生活來自於正常的肌肉機能、血液循環順暢和耐力。當然，規律的運動、充沛的體力和練習也是有幫助的。

高潮期間，女人的身體傾向於向外釋放能量，其實男人也不例外，這個過

程通常都是不經意發生的，因為這種能量釋放的感覺，男性比女性來得強烈，而且女性釋放的能量明顯地沒有男性多。儘管如此，女性還是可以靠著她的肌肉機能、心理建設和引導能量流遍全身來增強性愛的體驗。為了增進高潮的效果，我們必須好好來鍛鍊會陰附近的肌肉（恥骨與尾骨附近的肌肉），因為在高潮期間，那裡的肌肉會緊密的接觸和變大。

如果下次當妳如廁時，刻意使其中斷，妳就會明白我現在所指的「會陰附近的肌肉」在何處了（簡稱PC）。如果妳定期地鍛鍊PC，妳會感覺妳的高潮愈來愈強烈。鍛鍊PC還有一個好處，就是當妳年紀大時，妳比較不會失禁以及妳

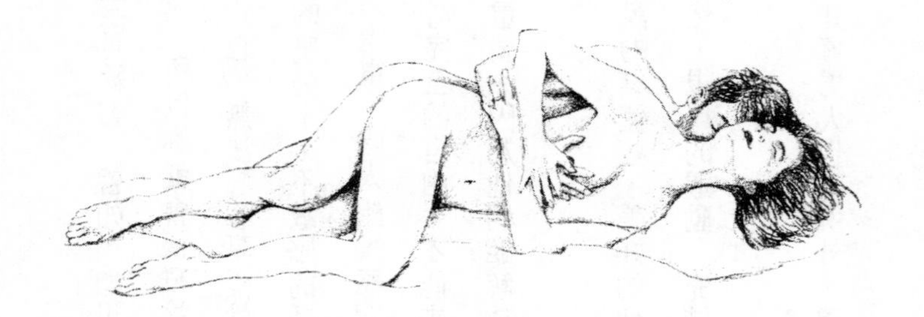

美好的性生活來自於正常的肌肉機能、良好的血液循環及耐心

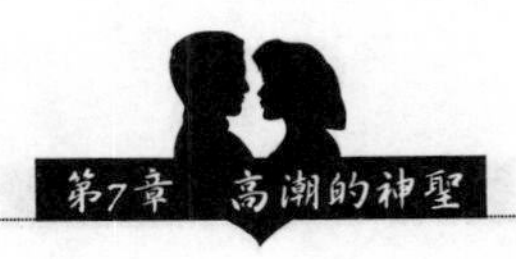

的陰道還是緊縮如往昔。根據報導，曾有位女性的坦崔派大師能任意控制PC肌肉的收縮，甚至連男性的陰莖都不得其門而入。

不需要靠做愛，PC肌肉每天都可以鍛鍊，大腿的抬起特別有用，本書後面的章節會作具體說明。妳可以坐在椅子上，把枕頭或捲起來的毛巾放在尾骨下方，作一個深呼吸，呼氣時，宛如妳在停止上廁所般，繃緊PC肌肉，然後放鬆它，重複這個過程十次。

當妳已熟練這動作時，妳可以在自慰時試試相同的動作。相同的道理，當妳在自慰時，已能熟練地做這個動作，妳就可以在實際的性行為中，加入這項活動。我的一位病人珍妮，以往都是靠刺激陰蒂來達到高潮，在她學會鍛鍊PC肌肉後，她告訴我說：「後來在做愛時，感覺真的是不一樣，好像是第一次般的驚奇、美妙。

在練習控制PC肌肉時，呼吸跟運動是一樣重要的。我的一位病人仙蒂，她呼吸和運動兩方面都很擅長。當她在運動時，她發覺她的陰道溼溼的，反而有點不好意思，她想要知道是否她的練習出了差錯。我向她保證她的練習一點問題都沒有，而且配合著呼吸，效果會更加明顯。如果有伴一起來做練習，妳會更上一層樓。

當女性把促進代謝的呼吸方式（橫膈膜呼吸法）融入PC肌肉的運動中，她的高潮能持續較久，而且也能增強其亢奮程度。當剛開始有點熱脹的感覺時，她應該將骨盆肌肉向內縮，緊繃PC肌肉，PC肌肉的緊密貼合必須配合著深呼吸。當接近高潮的顛峰時，女性應該繼續將肌肉內縮，她會感覺肌膚的振動愈來愈強烈，好像全身上下每個細胞都動起來了，無處不舒服。如果妳有長期的腰痛或背痛困擾，在這高潮的樂趣中，它將不再困擾著妳。

許多性壓抑的女人，走起路來總是躡手躡腳，臀部幾乎是固定不晃動的，骨盆只是往後傾斜。這種姿態容易使能量或活力滯化（不活潑），因為第二條和第三條能量中心沒有得到適當的刺激。如果情形是這樣的話，她們將無法體驗高潮時骨盆肌肉振動的樂趣。怎麼改善呢？妳可以站起來，左右搖擺妳的臀部，然後再朝左右兩方畫圓圈，好比是用臀部橫寫阿拉伯數字「8」，妳有沒有覺得臀部的肌肉比較有動感，有彈性些，而不是硬梆梆或鬆垮垮的。

身為現代人，如果不知道充分的準備和練習可以增加性愛的樂趣，那真是可悲。

妳有沒有吃出「性」活力來？可能沒有吧！也許妳認為坊間許多所謂的「壯陽藥」或「春藥」可能含有豐富「滋陰壯陽」的營養素吧！事實上，許多促進性慾的食品本身就是性器官——番茄和所有的內含種子的水果，以及各種蛋（魚子醬也算）。花算是植物的生殖器，水果是植物的子房，而且有些促進性慾的食物本身看起來滿性感的，好比蘆筍、香蕉、朝蘚薊和酪梨等。

我認識一位名叫蘇珊的女人，由於她想要激發她老公和自己的性慾，她準備了蜜薑蝦、檸檬奶油炒蘆筍和石榴。這些食物與東方哲學家所提倡的促進性慾的食物有共通點——輕淡、不油膩、微甜和溼潤。

「輕淡」指的是食物容易消化。譬如，大多數水果只需要二十分鐘就能消化，一些蔬菜——洋蔥、朝蘚薊、蘆筍、韭菜、香菇、南瓜、葫蘆——也能很快地被吸收；果菜汁其實是最容易消化的。

「溼潤」的食物是指那些有助於潤滑組織的食物。為了要達到高潮，身體必須分泌體液來潤滑局部組織，因此，我們要多多補充潤滑液也不是沒道理的。這些溼潤的食物有酪梨、瓜類水果、蜂蜜、新鮮的無花果、韭菜、蝦子、杏仁和海菜等。

「微甜」的食物並不是指餅乾、蛋糕和攙糖的食品，我指的是天然果糖，存在於水果、蔬菜和豆莢中。這類食物提供肌肉收縮所需要的能量和體力。這些天然果糖也不能攝取太多，因為它們會過度刺激身體而導致身體的疲憊，這樣是會耗損腎上腺的。由於高潮是令人愉快又驚奇，所以它本身也是「甜」美的，根據我的觀察，當我們充分享受性生活的甜蜜時，在飲食中，我們就不會那麼愛吃甜食。

雖然尚未有科學研究證實食物與高潮有任何關係，但已經有很多不能達到高潮的男性與女性靠菸鹼酸等維生素的補充來協助，特別是配合著維生素B6、B5、鈣質和葉酸一起服用，其效果是最好的，這些維生素和礦物質能增加性活力。換言之，健康均衡的飲食是美滿性生活的必備條件。我的一位病人在拒吃精製糖和甜點後，她的性慾明顯地增加，享受的樂趣也非昔日能比。其實很多女人在找甜食吃時，她們真正需要的不是甜食，而是想要做愛。

莫尼卡，雖然已五十三歲，但看起來還滿年輕，可是她一直容易疲倦和不安。她告訴我說：「這些現象是正常的，因為她內分泌系統失調。」雖然她仍繼續與她的情人做愛，以便滿足他的需求，但她卻假裝高潮，儘快使他射精，草草了事。那是因為她體液分泌不足，陰道無法被潤滑，所以為避免疼痛持續過久，她得儘快假裝高潮。

她早上吃奶油鬆餅、喝咖啡；中午吃有糖粒的小圓麵包；晚上如果在外面吃，她會吃麵食；在家她會吃沙拉蔬菜加麵食的混合菜。為了滿足她對甜食的口慾，她常常吃脫脂的優格。

莫尼卡所吃的食物其實會耗損她的養分吸收系統（如小腸），她所吃的或許只夠維持代謝功能的基本運作，但是提供給性活力的營養，幾乎是所剩無幾。我建議她改吃高營養食物（如蘆筍、蝦子、杏仁牛奶等），這些食物會促進內分泌系統正常分泌，使她的細胞組織恢復滋潤；她應該吃富有脂肪酸的食物如鮪魚、鮭魚和鯖魚；當她非吃麵食不可時，我勸她攙雜一些從健康食品店買來的亞麻子。接著，她不吃零食，改吃水果、南瓜子和向日葵子，我也建議她晚餐可以吃豆類植物或葉類蔬菜，至少吃沙拉時，加一些苜蓿芽。最後，我建議她補充礦物質和維生素，至少要有400IU的維生素E。十天內，她的疲倦狀況已經減少了，到了第五個星期，她告訴我說：「晚上愈來愈有趣了！」

雖然不是「春藥」，下面列出一些有助於性生活的必備營養食品：無花果、蘆筍、蜂蜜、番茄、蝦子、海草（海藻類、紫菜）、杏仁奶、酪梨。

我要強調一點，這些食物不是萬靈丹，即使妳全吃了這些食物，也未必能增加妳的性活力或增強妳的高潮。儘管如此，它們是美滿性生活的基礎，況且它們也滿可口的。

有些食物聞起來很「香」，而女性的「體香」在做愛過程中，也扮演極重要的催化劑。在菜裡加一些藥草，就能增強體香的味道，當然，也有一些人用香水來輔助，增進房事的情趣。

事實上，所有的感覺（視覺、嗅覺、觸覺、味覺、聽覺，甚至靈性的第六感）都與性有密切關係，它們都會將所收到的訊息傳到大腦裡，而大腦（下面一章即將說明）對性的重要性絕不亞於心臟和生殖器官。

8 心理與身體的反應

每當珍妮想到錢，她的腰背就會緊張起來，做愛就會疼痛不已；當貝絲對她老公生氣時，她還是會跟他做愛，只是她經歷了排尿不順暢的困擾；安妮總是壓抑著性慾的結果卻造成酵母菌感染。

身心緊密相連是眾所皆知的，尤其在性愛方面更是明顯。達到高潮的基本要求之一就是要放鬆心情，如果我們做愛時心不在焉，性生活是不會美滿的。

事實上，身體的一舉一動是妳心裡想法的表白，焦慮常常顯現於脖子或肩膀上。如果妳不安時，妳的胃會分泌胃酸；當妳害怕時，腎上腺素會加速分泌。我的一位病人瑞塔長期為便秘所苦，當我發現她對於其母親搬去養老院的事感到非常沮喪時，我們就不難瞭解其原因。

關於愛的體驗，我們不僅要愛自己，也需要去關心我們的伴侶。以我個人來說，在做愛時，我不會胡思亂想，因為做愛時的分心會降低性愛的親暱程度，甚至會妨礙高潮的來臨。當妳只顧自己享樂，而忽略了伴侶的感覺時，這種情形對性愛也是會有負面的影響。換言之，做愛的內涵在於彼此的感同身受、你儂我儂以及心靈相契。注意力不集中或分心會使身體反應減緩，甚至會使性交中斷，好比有人關掉電視機的電源。

我的一位朋友告訴我說她一定要和她的情人分手，因為他的陰莖上面有一顆痣，「每次我們做愛，即使在黑暗中，我還是可以看見那顆痣。它很難看，我就是受不了這顆痣」。

雖然他後來志願以外科手術去除那顆痣，但還是太遲了。她告訴我：「我還是會想到那顆痣存在的樣子，當我看到一個不同於正常男人的陰莖時，我的性慾之火好像被澆熄般。」

他們性生活的不美滿關鍵在於她的心理問題，他的身體問題似乎不是那麼重要，重點在於她的內心有疙瘩，而且她老是放不開心胸。其他女人也有類似的問題：她們無法忍受她目前的情人以前的風流韻事，老是疑心重重。

敞開心扉，專注於做愛是享受性趣的必備條件，這是顯而易見的——東方哲學曾提過「一點心」的理論，而坦崔派的教義中點明「性愛專家會達到渾然忘我的境界」。但是，既有的記憶（父母師長的教誨、宗教禮俗、社會資訊等）經常會阻止我們放開自我，盡情享受性愛。

在孩童時代，我們常被灌輸一些世俗的觀念：光著身子是丟臉的、自慰是猥褻的、注重外表甚於內心反省。很快地，心靈的自由就會被埋沒。一些禁忌（趕快穿上衣服、別偷看爸爸光著身子、不要自慰、「小便」是低俗的用詞）仍持續影響著我們，因此，我們自然的好奇心被視為不健康，甚至是淫穢的。

當我七歲時，我的老師提到一本叫《蓄勢待發的皮皮（Pippie）》，我當場大笑，雖然有點難為情，我那時太害羞以至於也說不出所以然。事實上，「皮皮」是我姑媽拿來形容「陰莖」的字。那天晚上我回家後，我向我母親透露這件事，還說我老師居然說髒話。

在性教育上，無知的大人經常在「性」和「性器官」方面訂定禁忌。一位七歲大的女孩因為在她叔叔的大腿上玩耍而被母親苛責，「跨坐在大腿上是不禮貌的，大家會以為妳是壞女孩」。另外有位女孩被要求不可以翹腳，因為露出膝蓋不是淑女應有的舉止。

然而，壓抑我們性慾自然發展的因素不只是這些錯誤的性教育。我的一位男性友人當他發生外遇時，他老婆突然死於癌症，所以他感到內疚，因而歷經兩年的性無能；一位在地鐵車站被強暴的女性後來就不曾享受過高潮；一位被繼父性騷擾過的女性，儘管後來結交一些情人，但在做愛時還是沒有快樂，陰影仍然存在。

當我們成為大人時，我們經常會失去對自己性器官的自然信念。許多女人不願在她們情人面前袒裎相見，唯恐身體的局部不夠標準，反惹人批評。以前

我有一次赤裸著身體時，我當時的情人說他沒想到我的大腿會那麼粗，另外一位情人抱怨我的胸部太小。從此，我開始對大腿不滿意，因而過度運動大腿，直到精疲力盡，而我的胸部失去感覺長達五年，直到遇見目前的情人。他認為小而堅挺、結實的胸部是有吸引力的，那時，我的胸部才恢復它們原有的敏感度。

為了要與伴侶共同體驗高潮的樂趣，我們必須不設心防，因此，在做愛時，我們是最脆弱的。我們的壓抑愈少，我們愈能敞開心胸接受別人，那就是為什麼跟妳鍾愛的人做愛，其感覺是最棒的。當然，一些尚未解決的情緒問題仍會阻礙妳與妳情人的親密行為，唯有一心一意的專注，沒有情緒上、工作上或環境上的分心或紛擾，做愛的品質才能盡善盡美。

心理雖然是複雜的領域，但還不至於深不可測。如果我們真的能加以訓練或建設，我們一定能更加健康，性生活也一定更加美滿。

現在我們已經確定身體和心理在生活各方面均有直接的關聯，而身體的健康是心理健康的先決條件。

連結身體與心理的橋樑是「呼吸」。

根據古老瑜伽術的說法，我們為五種覆蓋物所形成——身體、能量和「三度空間的心理。我們已知道可以靠呼吸來探索身體和能量的奧妙；當然，藉由呼吸，我們也可以探索自己的心理。

當我們調勻呼吸時，我們才比較容易接觸內心世界，事實上，呼吸的節奏最能夠反應一個人的情緒或心理健康狀況。譬如說，當我接到一位新病人的電話時，不用聽她說話，光聽她呼吸的情形，我幾乎能瞭解她的心理狀況。

身體是心理的表徵。當我們改變想法時，身體也會隨之反應。藉由呼吸方式的改變，思維方式也會作調整，調勻呼吸不僅可以增加集中力，也能增添性愛的樂趣。

然而，對多數人來說，呼吸是無意識的動作，妳現在可能是因為在讀這本書而察覺到呼吸的過程，但當妳在工作或看電影時，妳很有可能會忽略它的存在。事實上，我並不是要求妳一直去注意呼吸的過程，我是要告訴妳藉由有意識的呼吸訓練，妳可以改善體質和穩定心情的變化。

妳呼吸的力量和妳所想的或所做的每一件事都有關係。妳愈少運動肺部，妳身體的力量就會愈虛弱，如此的話，就會對整個代謝功能有負面影響。我們之前說過短促的胸式呼吸就是焦慮心情的外在現象，而嘆氣象徵著沮喪的心情，當我們生氣或快要哭時，我們會摒息以待。

呼吸與心理是有關聯的。右邊大腦活動與控制左邊鼻孔有關；左邊大腦活動與控制右邊鼻孔有關。呼吸時，氣息的急衝意味著思路的不順暢，好比心猿意馬，換言之，呼吸的不規律也表示心亂如麻；呼吸的停頓（摒息）會使心理反應更加強烈（嚎啕大哭或暴跳如雷）；急促的呼吸會削弱我們身心正常的機能，麻痺我們的知覺。如果妳能用意識來導引呼吸，妳就可以改善妳的身心狀況。

剛開始可以靠鼻孔來察覺呼吸的氣流。這個動作能讓妳去留意妳的內在和外在環境，也就是身心的互動。妳的左邊鼻孔是不是比右邊鼻孔更有活力，還是剛好相反？每隔九十分鐘到一百二十分鐘，鼻孔就會互相交換控制權，但是大多數時間裡，只有左邊的鼻孔或右邊的鼻孔在控制呼吸的氣流（到底是左邊還是右邊的鼻孔在控制氣流，是因人而異的）。舉例來說，假設妳左邊鼻孔是最有活力的，而且妳準備要做些運動，右邊的鼻孔偶爾才會換手控制幾十分鐘。

妳可以藉由這個簡單的運動來感覺一下兩邊的鼻孔：按緊關閉左邊鼻孔，單靠右邊鼻孔來呼吸，看看此時右邊鼻孔的氣流量有多大。然後再按緊關閉右邊鼻孔，單靠左邊鼻孔來呼吸，這樣妳便可以比較哪一個鼻孔的出氣量比較大。假設妳發現是左邊鼻孔的排氣量比較大，妳就靠左邊側躺著，專注右邊的鼻孔，這會自動增加右邊鼻孔的排氣量約有十分鐘之久。

理想狀況下，如果妳左右鼻孔排氣量皆相當時，妳的右邊鼻孔在下列時間是可以來控制呼吸的氣流：

・當妳身體活躍時
・當妳熱情洋溢時
・當妳飢餓時
・當妳吃東西時
・當妳在從事短時間的操勞活動時

妳的左邊鼻孔在下列時間是控制著呼吸的氣流：

・當妳安靜時或休息時
・當妳冷靜下來時
・當妳口渴時
・當妳喝液體時
・當妳在從事長時間的耐力活動時

據說在性交時，男性應該用右鼻孔來控制呼吸的氣流，而女性應該用左鼻孔來控制。因為女性通常是扮演較多的「接受者」，而男性是扮演較積極的「主動者」，所以上述的說法是有道理的（我不是說在做愛中女性不應該或不可以主動，即使是女性主動要求性愛，但到最後通常還是男性比較主動）。當妳在做愛時留意呼吸，妳不僅會聽到自己的心跳聲、喘息聲，連妳伴侶的一絲絲氣息都不絕於耳。如果妳能完全進入此狀況的話，妳根本不會分心，反而更能享受美滿的性生活。

基本上來說，呼吸的節奏與做愛的節奏應該是同步的。坦崔派大師認為當女性用左鼻孔而男性使用右鼻孔來控制呼吸的氣流時，體內的普羅納（能量）循環會處於最佳狀態。如果你們倆是面對面接觸時，讓彼此體內的七大能量中心點密貼合可以感受到和諧的顫動。

我現在的情人大衛，他是最棒的。因為我們已學會調勻呼吸，進而均衡我們的身心狀況，所以我們可以盡情享受彼此的顫動與節奏。記得要敞開心胸、

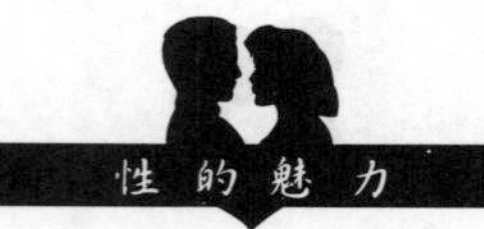

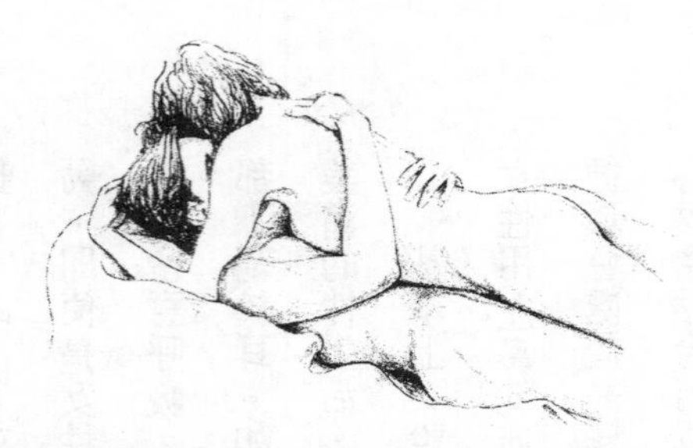

在性愛過程中要留意呼吸，不要錯過自己和伴侶的一絲絲氣息

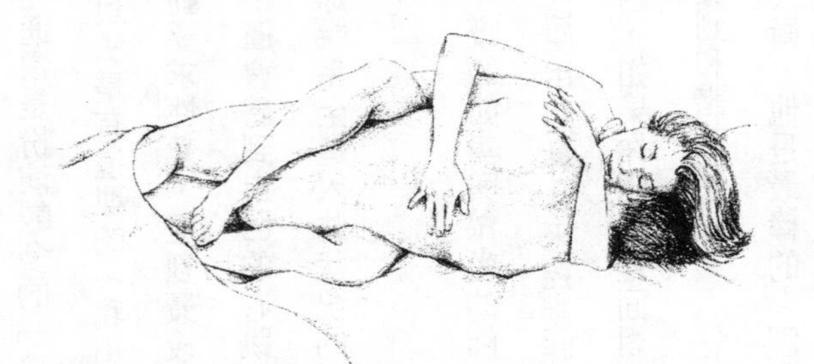

面對面接觸時讓彼此體內的七大能量中心點密切貼合，可以感受到和諧的顫動

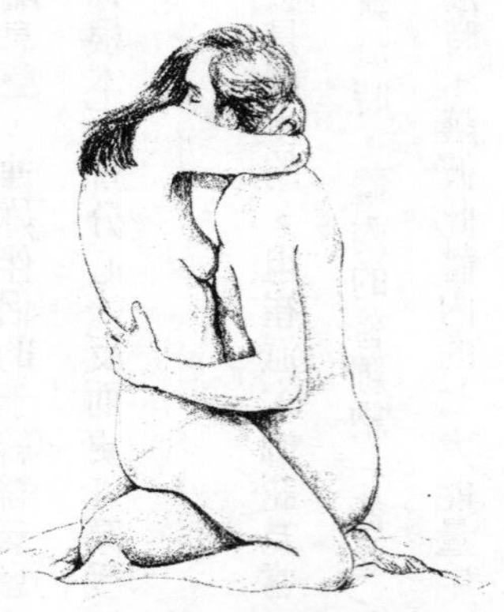

敞開心胸、呼吸調勻，專注於性愛中，享受這美好的樂趣

呼吸調勻，專注於性愛中，恣情享受其中的樂趣，因為世界上沒有比性愛更美好的事了。

呼吸還有另外一項性機能：它讓妳聞到味道。對我而言，沒有任何味道比我情人的味道更香、更耐人尋味。當然，也有人使用香水、香料或花朵來增進情趣。我們的嗅覺能夠辨認數以千種的味道。要記得：邊緣系統是我們各種情緒的發源地，而我們的嗅球（負責嗅覺）是與邊緣系統直接連結的，那就是為何嗅覺可以引發像這樣的性機能情緒反應。除了觸覺之外，嗅覺是我們最原始的感覺，也是許多哺乳類動物最突出的感官，它更與許多人類的本能反應有密切關聯。

嗅覺與心理的關係早已是不爭的事實。埃及有一種芳香的藥草和它所提煉的油已被用來當作是春藥或是催情丹，因為據說它能讓人春夢連連。希臘人用一些芳香的精油來當作「抗憂鬱劑」，它也可以用來幫助睡眠，或作為壯陽藥用。今天，研究人員已發現「氣味」真的會影響心情、激發情緒以及減輕壓力。從廁所的衛生紙到腋下的除臭劑等產品都能散發出氣味，而且我們都知道香水業每年收入蓬勃成長。女性在頸部或胸部擦香水不僅是為了聞起來有香香的味道，有時更是為了增加魅力，甚至有挑逗的作用。

我最喜歡舉我的一位病人——梅，來作為「氣味是如何發揮作用」的例子。她的年紀大概是三十一歲，她向我埋怨她的體重過重，雖然她看起來外表清秀，體型適中。

「妳怎麼知道妳太重了？」我問道。

「因為我老公不想跟我做愛。」

「你們一個月做愛做幾次？」

「一次。而且還是因為我堅持，才有一次。」

對這位外表鮮麗的女性來說，一個月一次顯然是不夠的。

「在平常的夜晚裡，會有什麼樣困擾發生？」

「當我想要抱他時，他卻轉身背對著我。」

雖然，對我來說她的氣味還算可以，但是我卻認為她老公拒絕她的原因可能是因為她的氣味。因此，我給她一些稀釋過的花香精（ylang-ylang），並且建議她那一晚把香精抹在她的頸部上，從我個人經驗得知這香精有一種能激發性慾的氣味。她試了這招果然奏效。過幾天後，她打電話來向我詢問何處可以買到這種花香精。

「任何一家的健康食品店或是洗澡用品店都有在賣。」我告訴她。

「我想要買來當沐浴精用，」她解釋著，「因為我跟我老公都想要用它。」

如我們所瞭解的，氣味可以敞開情緒。好比說花香可以提振妳的精神；情人的體味可以增進彼此的性愛，或也有可能成為性愛的絆腳石。氣味能夠影響我們的專注力，喚起我們的性慾，以及讓我們覺得舒適。當我們用一些精油來洗澡或按摩時，我們會吸收它們的一些化學成分。我發現洗澡時使用花香精、海藻精和檀香能夠消除緊張。特別是在運動過後，洗個松子油、歐薄荷和冰河石的澡，也能讓我放鬆起來。而瑪麗蘿絲已經成為我的香水替代品，它讓我更有自信。不要問我為什麼，理由都在嗅覺中。

飲食不僅會影響我們的身體，它也會左右我們的心理。這裡介紹會左右心情的三大類食物：

1.塔瑪吉克食物（Tamasic）：這類食物會使我們大腦變遲鈍，昏昏沉沉，造成我所謂的「碳水化合物的恍惚」，而且它們通常不容易消化。加工過的肉製品、油脂、多數起司、油炸食物、過甜的甜點和烹飪過的牛肉、雞肉都屬於這一類的食物。

2.瑞吉克（Rajasic）食物：這類食物產生能量，進而加速新陳代謝的速率和提振精神。它們包含薑、辣椒、辛辣的調味料、洋蔥、咖啡、罐頭水果以及果汁。適量的攝取這些食物不僅會幫助消化，也能提神。如果過量攝取的話，妳身體的機能會運作太快，因而原本清晰的思緒突然變得模糊。

3.沙特渥克（Sattvic foods）食物：這些食物有助於思緒的清晰、和諧以及心理的平衡。幾乎所有的蔬菜和水果都屬於這類食物，如蘆筍、朝薜薊、棗子、漿果、無花果、酥油以及蜂蜜。

大多數人的飲食——我也一樣——都包含這三大類食物。依我個人的經驗而言，嚴謹的素食主義者比一般人的心情更加平靜。儘管如此，我還是喜歡加一點香料和吃一些葷類食物。

就如同食物能左右妳的心情，心情也可以影響妳的飲食。在我最近的一場演講中，我在提倡夜晚禁食的好處，有一位女性舉手發問。

「當我在晚上十一點想吃些零嘴時，我該怎麼辦？」她的語氣顯示她已有點急躁，而且殷切地想要獲得答案。

「妳平常吃些什麼？」我問道。

「一些肉和許多沙拉。」

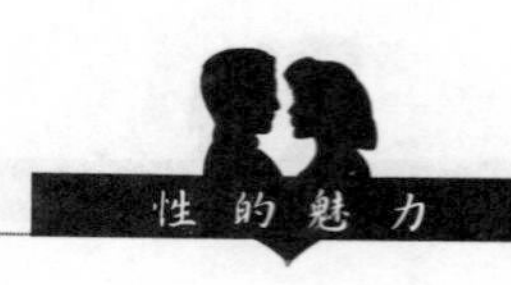

「妳有吃點心、糖果或者洋芋片嗎？」

「從來沒有。我老公要我保持苗條。」

「那妳呢？」

「我也想要保持苗條。」她的聲音變得有點激動。

「那麼為什麼妳會如此生氣呢？」我問道。

她臉變紅，喘了幾口氣，彷彿我已刺探到某些個人秘密。她很快地坐下來。

令她困窘，我覺得有點難過——我沒有料想到她會有如此劇烈的反應——但她還是肯好好地聽我解釋。

當我們生氣時，我們常常會想吃零嘴，吃零嘴能夠滿足我們想要咬斷別人頭部的念頭；類似的情形，當我們沮喪或自卑時，我們會很想吃甜食，或含有油脂和碳水化合物的軟綿綿食品——「安慰食品」。

「當妳與情人相處時，妳覺得妳自己最想要什麼？」

「有誰會想要吃東西？」

「非常正確」我笑道。

我從未面對過如此生氣的女性——她幾乎為我所激怒，我還是建議她飲食中可加入一些五穀類，少吃刺激性食物如洋蔥、辣椒、咖啡等，以免刺激她易發脾氣的個性。

生氣跟酗酒一樣，都會嚴重損害肝功能。因此，維持身體的健康光靠藥草和飲食是不夠的，我們也得保持情緒的穩定。佛羅利・大衛博士列出了「味覺與情緒」相互對應的關係，可供我們靠飲食的調理來試著穩定心情。

甜——愛情；鹹——貪婪；酸——羨慕或嫉妒；辛辣或刺鼻——憎恨；苦——悲傷；澀——恐懼、害怕。

由上述對應關係中，很明顯地，我們好像可以靠專吃某類食物來培養相對應的心情。然而，實際上並不是那麼容易。

從生物化學的觀點來看，體內的血糖標準才是我們情緒的主要控制者之一。而且，血糖標準也能影響我們的魅力。

當我們血液裡的葡萄糖獲得穩定的補給時，我們的情緒或能量水平就不會有激烈的變化。妳有沒有覺得，在一天的某些時段裡心情會特別不穩定呢？如果有的話，很可能是當時妳的血糖標準在下降。下午四點不用吃糖食或冷凍優格，改喝一杯稀釋的葡萄汁就能搞定一切了。這也是為什麼早餐要改吃燕麥，而不要吃含糖的小麥粥，因為後者會產生過多的胰島素，因而妳會有體力不繼的感覺。燕麥消化的時間會久一點，因而在消化過程中，妳能獲得不急不緩的胰島素補給。結果會使血液內的葡萄糖標準經常維持穩定，如此一來，身心狀況都是蓄勢待發。

所有的動物都有進食、睡眠、自衛和做愛的本能（原始慾望）。雖然只有人類可以用意識控制這些強烈的原始慾望，因而人類享有更多的自由來體驗深層的意識。這是東方哲學的基本信條，而坦崔派大師將會克服所有的原始慾望，以至於可以獲得身體的、心理的以及精神的生活頓悟。

然而，絕大多數人難免會受到原始慾望的驅使，在性愛方面，若能包含愈多的精神層面，性生活就會愈美滿。

如果我們把性只當作是一種身體的活動，它很快就會成為例行公事，那就是為何現在有那麼多通姦行為的原因之一。但是如果我們可以讓性每次感覺都截然不同，即使是相同的性伴侶；如果我們可以在過程中充分體驗身心的愉悅，盡情享受「施與受」的樂趣，那麼每一次性結合將會充滿新鮮感和變化性的趣味。

性交是一種能量互換的過程，可使兩性緊密結合進而創造一新生命，這種過程，不管是意識裡或潛意識中，我們都很清楚它的道理，這也是性之所以吸引人的原因。然而當我們求歡被拒時，身心會非常失望，甚至會提不起勁來，因而我們會去尋求替代品或補償物，通常女生的補償物是食物，尤其是軟綿綿的安慰食品。

當我們失去愛情的熱度時，我們很容易沮喪或覺得自己一無是處。在這種

情況下，我們會去找甜食來吃，體重過重是缺乏自信心的表徵。如果我們和情人有過不愉快的經驗後，我們有時就會害怕與另外的男性建立新關係，因此，我們就會拚命的吃，進而不與他人來往。

這種情況就發生於麗莎。她是一位迷人的女人，剛與男朋友分手，由於夜晚吃零食而導致體重過重了二十五磅。她的體重增加當然是由於心理因素——她不想再維持迷人的風采了，這種心理反應是滿危險的。

一旦我們找出她害怕被愛的癥結，我們就有法子來改善她的體重。我要她晚上改為做運動，不要再吃零食了，而且運動後要洗個精油澡。我也給她一帖有助於恢復自信心和消除疑慮的花粉處方，我告訴她要想像自己是個女戰神，每當她覺得不安時，她就會認為自己有多麼強壯和不畏艱難。這項練習持續了一個月，而當她開始散發出自信心時，她的內心更加清明，也不易為外物所矇蔽。也就是說，藉由內心的自我覺醒，身體的習慣是可以被改變的。

沒有人的情緒一直都是風平浪靜的，在生活中，我們心情多多少少都會有起伏。當我的人際關係與自尊起了變化時，我的體重也會隨之變動。早期要不是茱莉的話，我可能在反省內心方面還有很多瓶頸未能克服。

當我在唸研究所時，茱莉來找我，她那時正遭遇一件不幸的外遇，另一方面，她卻認為她自己的外遇事件是最棒的人際關係。

「什麼東西使妳的外遇耐人尋味？」我又不滿又嫉妒地問著。

「性愛的親暱。當我們做愛時，我感覺你儂我儂，我倆情多，彷彿他是我的化身，我也融入他的內心裡。也就是說，我們不再是兩個人，而是結合成一個人，我不僅感官方面在成長，心靈世界也在同步成長。」

因為那時我對吃非常感興趣——而且體重直線上升，所以我就詢問茱莉的飲食習慣。

「每天晚上都吃麵食。因為我們經常約在鄉村式的餐館裡碰面時，都會吃麵食和沙拉，然後走路回家。回到家時，食物也剛好消化完，而我們就準備要好好地享受性愛囉！」她說著。

那時我好羨慕她喔！但在六個月內，她回來找我時，情形好像有些不一樣。

好像是她的完美男朋友喝太多酒了，他們發生了口角而分手。茱莉的體重好比氣球充氣般，由一百零八磅快速升至一百四十磅；那時，說實在的，我跟她還真像雙胞胎──胖妞姐妹花。她不想再結交別的男人，靠著食物來滿足她的感官慾望，當然，這絕對是行不通的。她告訴我說她從來沒有如此傷心過，覺得自己一無是處。

在瞭解她的處境後，我感同身受。她的問題好比一面鏡子，也反映出我的內心世界。靠著撫平內心的創痛和限制飲食，我們著實地增強了心理建設。如果我們虐待自己的身體，那無異於在懲罰自己的心靈。

在那過後不久，我搬到克里夫蘭，並開始攻讀我的博士學位。而茱莉和我自己的印象，依舊歷歷在目。

在我開始說明我的實際課程活動前，我要提另外兩項「性與飲食」的論點：暴飲暴食和壓力。

我之前曾談過一些強烈的食慾，以及它們如何反映我們內心的需求。飲酒作樂也有相同的性質，它有時甚至是一種另類的流行。

愛兒以前常常暴飲暴食。她習慣先讓自己挨餓好幾天（她宣稱「不吃糖、不吃油脂類、不吃麵粉製品、不喝牛奶、不吃……，那麼妳就能得到春青與健康」），然後她會持續一個星期每天吃兩盒餅乾、一品脫的冰糕，之後她會連續好幾個禮拜覺得有罪惡感而拒吃營養食物。即使她愛她的未婚夫，她還是沒有做愛的興致。當她暴飲暴食時，她是不會有性行為的。很明顯地，她對親暱關係又愛又怕；這暴飲暴食的行為說明了她跟她未婚夫之間的嚴重矛盾。

很奇怪的是暴飲暴食的習慣很不容易改掉，我相信它一旦養成了，便根深柢固地存在著。然而在愛兒的病例中，我們幸運地改善她所遭遇的難題。靠著早餐吃一碗加漿果的燕麥和喝一杯豆漿，她情況進步了不少。飲食的調整讓她覺得舒服和甜蜜，因此也減少了她暴飲暴食的慾望。下午或傍晚時，她吃大量的米飯和蔬菜，加一些蛋白質食物如魚肉、雞肉或豆腐。不久後，她不再暴飲暴食了，而且她再度感受到性慾的存在。事實上，由於她身心各方面已恢復到均衡、完備的狀態（她的血糖標準受到控制；她對自己和愛人都有信心），以至於她甚至有能力去主導做愛的節奏，這是她以前從來都沒做過的事。

暴飲暴食和對食物的強烈慾望都會造成身心的壓力，而壓力一定會影響到做愛的品質，甚至會使性慾完全消失，它是一種有害健康的潛伏循環。不美滿的性生活會讓妳擔心下一次的性愛品質，而這種擔心所造成的壓力絕對會使妳在做愛時無法集中精神，如此一來，妳的性生活必定是每下愈況。

壓力都是在心理產生的，然後，由我們的身體去承受壓力的節拍，有時強，有時弱。遇到危險時，壓力就是我們心理傳給身體的訊息，如果我們想到我們快要被炒魷魚了——壓力；如果我們想到工作或作業要遲交了——壓力；如果為了減肥而過度運動，結果弄得精疲力盡——壓力；如果我們的人際關係不和諧——壓力；如果我們在床上的表現不盡理想——壓力；如果我們想到性伴侶不能滿足我們的需求——壓力；如果我們太累了，晚回家，忙得暈頭轉向——性愛的壓力。

有時候壓力是對我們有益處的，因為它能促使身體作好準備，進而作出適度的反應，好比當對方來車朝我們迎面撞來時，面對這生存的壓力，我們會即刻作出回應。儘管如此，大多數時間，壓力常使心理傳送誤導的或不需要的訊息，而且常常都是大驚小怪。

譬如說當妳發覺妳的情人正與某位女性碰面時——壓力！妳會不會有壓力呢？如果妳平靜地看待它，妳就不會對這位不速之客感到那麼地瘋狂或在意。妳可以試著去體驗這其中的滋味。

如果妳活在當下，不需要擔心未來或回想過去，那麼妳的壓力是不復存在的。在體驗真實高潮的瞬間，沒有人會有壓力的。

冥想——內心的運動——是減輕壓力的好方法，而「性」本身可以轉換成一種冥想或崇拜的活動，好比坦崔派的性愛模式。事實上，一旦妳可以將妳的性經驗轉換成冥想時，妳必定是一心一意，而且充分地享受高潮的狂喜。

珮姬和她的未婚夫葛瑞格，過著朝九晚五的生活。他們都是演員，作息不固定。當一個在工作時，另外一個在閒著；當一個在瘋狂作樂時，另外一個卻很平靜。他們來找我詢問有關營養素的攝取——他們需要維持外表光鮮、面貌年輕以及身材不走樣。然而我立即察覺到他們兩人話不投機，很可能不久以後會相行漸遠，同床異夢。

我問他們性生活如何，他們說當他們有時間做愛時，性生活還馬馬虎虎。他們解釋那是因為常常很晚才回家，而且心裡的牽掛實在太多了，或是因為兩個人的步調差太多，配合度不夠，這些都導致了性生活的不甚美滿。我建議他們每星期挑一個晚上，安排一個固定的時間來做愛。我也希望他們擬訂一個工作和運動的時間表，這樣有助於他們生活作息的規律，減少不必要的緊張和壓力。因而他們會更有時間來認識和關心彼此，性生活的品質也會更加美滿。換言之，減少兩性彼此的差異性和生活瑣事的困擾，拉近彼此的距離和使兩人一心一意，將會是幸福生活的開始。

他們討論過後就離開診所。過了兩星期，葛瑞格打電話留言給我，只說：「謝謝妳。」

我已經就生物化學和哲學方面來說明其與魅力的關聯。現在，該是具體說明課程活動的時間了，它包括三大部分：飲食、呼吸以及運動，它會讓妳的美夢——魅力四射——成真。

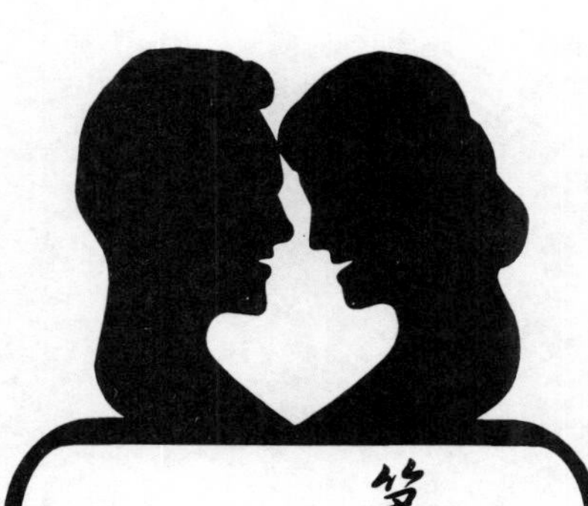

第三篇

魅力四射的完整課程

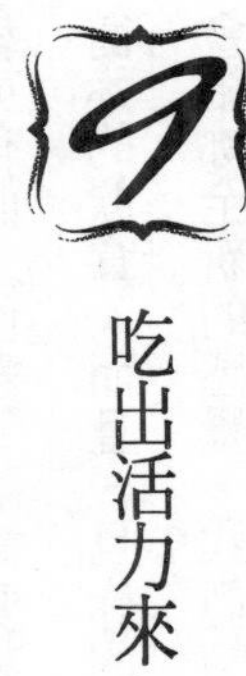

吃出活力來

電視裡的某廣告建議我們晚餐前可服用制酸藥（antacid），然而不少人知道這種減肥方式跟暴飲暴食一樣，是有害健康的：讓妳挨餓的節食法，保證會有「奇蹟」，讓妳一星期內減輕體重。

然而，減肥實際上並沒有奇蹟，也沒有捷徑。況且變苗條些未必就是比較健康。在我的課程活動裡，減肥並不是主要目標，增進活力才是主要目標，因為活力是健康的具體表徵。

我的「活力飲食法」強調食物選擇的彈性，因為如果妳無法攝取多樣化的食物，妳就不能享受性生活的多采多姿。這些飲食處方都是富有營養，而且美味可口，妳可以與別的營養品混合食用，也許妳能實驗出一套更適合自己的飲食方法。

我已加入不少香料和藥草；如果妳有新發現，試試它們的功效——而且要寫信告訴我。妳不需要放棄妳的舊愛食品（甜食等）。當中午妳的代謝功能最旺時，就是妳吃它們的最佳時機（我知道有時妳會忍不住在晚上吃那些食物或者是暴飲暴食，重點是如果妳能將我的「活力飲食法」融入妳的習慣裡，妳就會有明顯的進步）。我的活力飲食法會讓妳從這些食物中獲得最多的益處，以及最有效率的熱量利用。

我承認每個人都有其差異性，而且在許多方面，妳的飲食比妳所信仰的宗教更有個人色彩。不需要刻意去仿造別人的飲食方式，妳就能夠學會如何去均衡妳的飲食。而且一旦妳的飲食均衡了，妳的性生活也會獲得徹底地改善，它會給妳全新的感覺。我們的身體為我們個人所有，因此我們所吃的東西以及我們活動身體的方式都必須視個人體質來作調整。

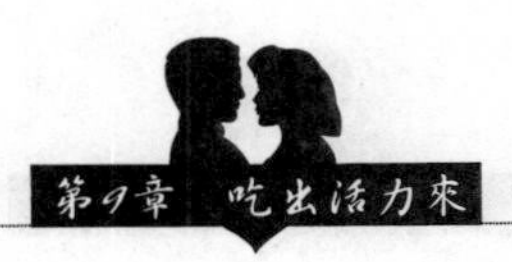

廣義來說，下列就是我所謂的「理想」飲食方式：

呈現的結果：恢復性活力的人。

・早餐——果汁、水果、豆漿、綠茶、烘燕麥、Bancha茶、Kukicha茶。更年期的女性喝加燕麥的豆漿最有幫助

・午餐——任何食物都行！如果妳剛開始這項課程活動，妳仍在吃軟綿綿的食物（甜食）也無妨，但記得要吃烹調過的蔬菜，尤其是綠葉蔬菜。飲食中可加入五穀類食品，如麵食、米飯或麵包，也可以加入豆類和豆腐來攝取蛋白質，飲料可喝綠茶，它有解毒的功效

・晚餐——蔬菜、米飯和沙拉的大雜燴。可加入四盎斯的魚肉，但就是不要吃精緻的碳水化合物食品如蛋糕等甜點

・點心——新鮮的水果、果菜汁或藥草茶，可以在任兩餐之間食用

・營養補給品——藥草、花粉和各種維生素

在我談論更具體的飲食內容前，我要強調一個重點：在夜晚不要吃任何東西。

整夜的禁食

關於禁食方面的書，坊間已出版不少，它們對妳的幫助，就好比垃圾食物般。然而所有禁食方面的書都有一個共同的原則：在每天消化過程後，身體是需要休息的。

十年來，我大多數研究的主題都與禁食有關。由於我本人已禁食過好多次，而且對每次試驗都詳加記錄，所以我瞭解禁食時的生理現象以及它對心理的影響（禁食第二天：今天我好想放棄，我滿腦子都是山珍海味的食物，幾乎快流口水了。第五天：一早醒來，我感覺好像脫胎換骨般，我的皮膚已有些光澤，眼睛也明亮多了，身體卻不覺得餓）。下面是我發現的心得：

當我們停止進食時，在前三天過後，身體會進行「自溶」——自我消化。它開始分解許多體內的廢物、老死的細胞組織，而且藉由皮膚和腸子來排除有毒物質。禁食期間，多喝水是必要的，而且我發現稀釋的果菜汁有助於清腸胃和補充營養，它們讓我保持活力。

多數人為了錯誤的理由而禁食，況且他們不承認它的副作用。雖然長期禁食會使妳減輕體重，但是它真的不是理想的減肥法，而且突然的禁食容易造成身體的休克，這就好比在劇烈運動後，立刻沖個冷水澡。

在禁食結束後，最糟糕的結果才會來到。這位禁食者引以自豪的是她真的減輕一、兩磅體重，然而不到一個禮拜，她又開始狂歡作樂，猛吃那些垃圾食物或甜食。她告訴自己：「沒有關係，我又可以大吃大喝了。如果體重又增加了，再來禁食就好了。」

禁食不是排除不良飲食習慣的方法，禁食時飢餓的刺激會緋緊妳全身的組織。當辛蒂來找我時，她告訴我說她連續五天大吃特吃，然後禁食了兩天，她

很驕傲地告訴我：「我並沒有因此而變胖。」然而，她的經期變得不規律，而且她為水腫所苦，儘管她有位體貼的男朋友和一份好工作，她還是沒有性慾，而且經常愁眉苦臉。

她的飲食和禁食方法已經使她體內的代謝功能失調，事實上，她的肝臟並不清楚發生了什麼事。當作息規律時，身體的機能才能處於最佳狀況，作息規律也是培養性活力的最佳方法，因為當身體不支或休克時，性器官是第一個停擺的器官。因此，我要辛蒂剔除每星期兩天的禁食，取而代之的是每星期禁食七個夜晚——也就是說，每天晚上都要禁食。

如我們前面所提，從晚上六點到翌日早餐的整夜禁食給身體充分的時間來清理內部。因為禁食能讓人有全新的感覺，所以有不少人喜歡它，但是如果禁食為期過久，當停止禁食後，人們容易大吃大喝。整夜的禁食卻不會有如此的顧慮，而且治療效果會更好。整夜的禁食導致食慾逐漸地減少，而長期禁食後，卻會使食慾更加強烈。

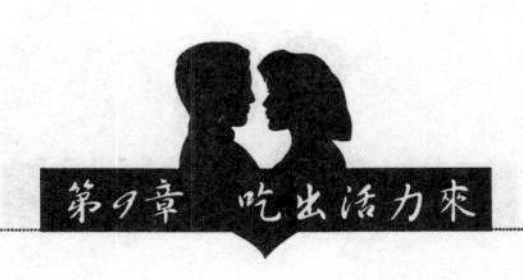

有研究指出整夜的禁食有助於細胞的更新，以便抵抗自由基所造成「去氧核糖核酸」的氧化損害。因此妳可以恢復代謝功能的活力，而且妳又可以順便訓練自己的意志力，不要讓外在的美食誘惑妳大吃大喝。

隔天妳醒來時，妳食物的消化已自行清理了大約十二個鐘頭（做個數學習題吧：在二十一天中，妳禁食的時間幾乎占了十一天！）。早餐可以喝新鮮的果汁或喝更有營養的蔬菜汁。

飲食的品質

妳已經知道並非所有的食物都是有益健康的。罐頭食品比較不新鮮；紙盒裝的柳橙汁就沒有現擠的柳橙汁營養。我的飲食處方大多數都是「處女食物」（又新鮮又沒有農藥），但這並不是意味著妳一定要當個有機農夫或要搬到鄉村去。

健康食物並不是只有在健康食品店裡（雖然我本人經常在那些店裡搜購）。在一般的市場裡，仍有許多新鮮的蔬菜和水果能讓妳吃出健康來，事實上，即使妳是買預先包裝好的果菜，妳還是可以吃出均衡來。我都是買包好的脫水豆類食品，然後把它泡水，再烹調六分鐘，這就是一道又營養又好吃的菜啦！而且妳不需要只吃生蔬菜。燙蔬菜能分解它的纖維質，它使蔬菜更容易消化，使維生素更容易吸收。妳必須從新鮮食物著手去改變妳的飲食習慣。

下列這些簡潔的建議會幫助妳培養充沛的性活力：

- 五穀類應該烘焙，以便更容易消化。妳可以試試燕麥、糙米、全麥、大麥、蕎麥（通常是馬和家禽的飼料）、黑麥和小米等
- 油脂能修護細胞黏膜組織，因此在代謝過程中，不能沒有它。魚油、壓榨的芝麻油、橄欖油、深水海魚、鮪魚、鮭魚、南瓜、酪梨、杏仁、山核桃、向日葵子以及堅果都能促進新陳代謝

・不可缺少的蛋白質可從各種肉類或蔬菜中獲得。通常來說，儘量少吃牛肉；妳要知道所有的肉類（魚肉除外）都有極高的致酸性，而且許多肉類都含有類固醇和抗生素。堅持吃野生而非養殖場的肉，例如野放活動的家禽以及海鮮，但是攝取動物性蛋白質要適量，植物性蛋白質可從豆莢類（蠶豆、扁豆、豌豆、黑豆、白豆）、豆腐和味噌中獲得

・乳製品整體來說應該避免，因為它未必是鈣質的最佳來源。芝麻子、杏仁、大海藻、沙丁魚和硬花甘藍都可以補充鈣質，如果妳需要喝牛奶，先煮沸吧！優格是不錯的食品，因為它含有乳酸桿菌（有助於消化），但它對性活力的提升並沒有實質的幫助

・蔬菜、根菜作物（胡蘿蔔、蘿蔔）、水果和海藻都能對身體產生神奇的效果。然而，飲食中如果沒有油脂和蛋白質，光吃這些食物是不夠的

・餐桌用的精鹽應該避免，妳可以改用海鹽

・加工過的食品絕對不吃

・精製糖應該極少量食用——只有虐待狂者才會倡導完全拒吃精製糖

飲食的數量

雖然多吃健康食品比不良飲食好得多，然而（合理的範圍內）妳吃得愈少，妳的體重會更輕盈，而且妳的性活力會更加充沛。

為了要減少食量，下列提供一些建議：

・細嚼慢嚥，直到固體食物變成液體食物，也就是說吃東西時，慢慢咀嚼，直到唾液已充分和食物混合，不需要狼吞虎嚥

・開始吃飯時，每一樣都要吃一些。這樣的話妳就會自動減少妳的食量

・先吃妳最愛吃的食物（通常大多數小孩和許多大人都是將最愛吃的留在最後才大快朵頤一番）

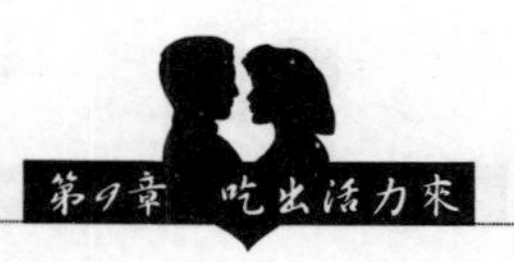

‧飲食要均衡，酸性與鹼性食物都要包括在內。剛開始先吃些鹼性食物，如綠色蔬菜，過了十分鐘後，妳就不會再有飲酒作樂的衝動

‧飲食中可加些調味料或藥草。我們飲食過量的原因有不少是與「口味」的渴望有關。譬如說，如果妳只是吃白飯，妳會想要多吃些「口味重」的食物來配飯。但若妳來個咖哩飯或花生醬拌飯就已滿足，那妳就不需要再去吃別的東西

‧避免吃冷食和喝冷飲。這些東西會導致飲食過量。如果妳喝冰水，妳會想要大吃大喝，所以妳應該改喝溫水或熱茶（我懷疑飯店會不知道這個道理，因為在愈貴的飯店，妳喝到的水會愈冰）

‧Kukicha茶（春茶的一種）會減弱妳對糖的慾望，它在健康食品店可買得到

‧當妳在晚上真的很想吃一碗冰淇淋時，要跟自己做個約定：明天中午再吃吧

當然，我們總會有抵擋不住誘惑的時候，當妳大吃大喝後，妳可以試試下列的補救方式：

‧不必苛責自己，畢竟妳是凡人（好吃乃人的天性）
‧喝點薑母茶或茴香茶（溫的），它們可以抵消過多甜食的酸性
‧喝薄荷茶有助於油脂的消化
‧嚼一些茴香子
‧當妳吃完大餐後（假設是午餐），晚餐可吃清淡些，如喝些果菜汁或清湯
‧為了暫時抑制妳的食慾，可喝些蒲公英茶。它的味道滿苦的，如果妳受不了它的味道，可以試試蒲公英抽取物的膠囊
‧重回「活力飲食法」，持續一段時間後，妳就會發覺暴飲暴食的可怕與不健康

補給品

當妳遵循「活力飲食法」時，妳還是可能需要補給品，因為有不少食物是種在礦物質（鋅、碘）流失的土壤裡，或可能是因為妳吃了太多加工過的食品，或者是妳過度使用微波爐。但是妳可不能本末倒置，只吃補給品而已，反而不吃新鮮的、有機的自然食物。因為任何營養補給品還是無法取代自然食物裡有活力的營養素，況且，維生素並非是萬靈丹。

一旦決定要服用補給品，妳應該選擇高效的綜合維他命。我並不鼓勵專吃個別維他命丸，因為妳很有可能會過量攝取某些維他命，這反而是有害健康。

妳可能想要確定自己的營養素攝取量是否得宜，所以妳必須學會看得懂標籤，找一本說明清楚的維他命書籍來當作參考書吧，下面有幾點是妳要留意的：

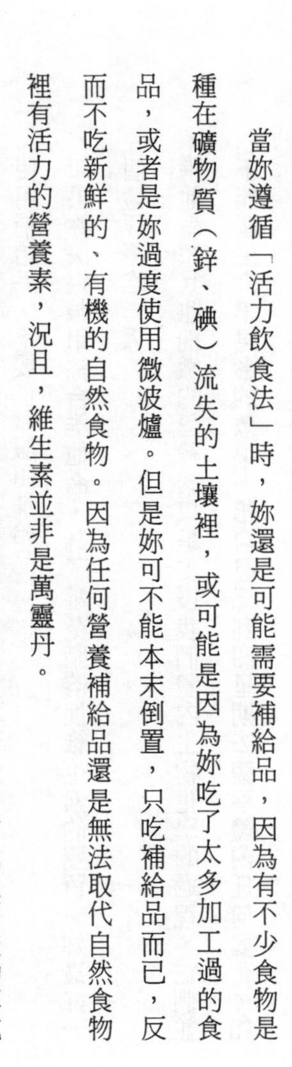

・每一個人的體質各有不同，而且作息、經驗以及生活態度因人而異，對某一個人有益的補給品對另外一個人可能有害

・補給品的製造商常常會以誇大不實的廣告來宣傳其產品的神奇功效，妳可不要輕易上當

・藉由專業營養師的協助，決定妳的需要，確立妳的目標，以及有系統地使用補給品，不要任意服用補給品

・如果妳決定服用綜合維他命，為了避免脂溶性維生素的殘留，妳最好一個禮拜停吃一天

・維他命和其他細微的營養素只是支援我們體內生物化學的過程，它們並不能產生立竿見影的效果。給自己三到四星期去觀察體內任何變化，如果都沒有什麼改變，再去找醫生看看

・絕對不要自我診斷或擅自更改用量或藥品種類

下列舉出對性活力的提升特別有幫助的維生素和礦物質：

- 維生素A：它能增進上皮層和黏膜細胞的健康，而且能促進黃體激素的分泌，缺乏維生素A與甲狀腺素的分泌不足有關
- β胡蘿蔔素：它能潤滑陰道，促進黃體激素的分泌，而且能修護陰道細胞組織
- 維生素B群：它們能促進性激素的分泌
- 類生物黃鹼素：它是一種抗氧化劑，能促進動情素（女性激素）的分泌，並且能強化細胞黏膜組織
- 維生素C：它是一種抗氧化劑，它能強化細胞壁以及促進黃體激素的分泌
- 維生素E：它能提供腦下腺素和甲狀腺素所需的養分、潤滑陰道和強化內分泌腺

・鈣質：它對我們的神經系統和骨質功能均有正面的影響
・鎂：它能促進酵素代謝氨基酸，以及在維持酸性/鹽基的平衡中，提升其他維生素的功用
・鋅：它是充沛的性活力不可或缺的原料
・碘：它能協助及保護身體免於外界毒素的侵害，而且對影響性慾的甲狀腺有益

再一次提醒妳，不要擅自配藥或服用未經專業人士建議的營養品。

藥草

不同的藥草對身體會有不同的療效。有些能增進消化吸收能力，有些能消除疲勞，有些能清肝，有些會補腎，有些會讓血路暢通，有些能解毒。多數藥

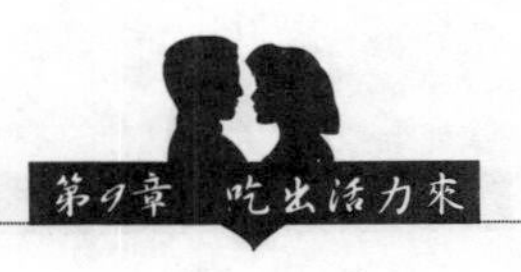

草都能增進體力，在我的處方中，妳會發現藥草是與其他補給品搭配著使用。

然而，藥草也只是當作補給品使用而已，因為「藥」補不如「食」補。如果藥草是已包裝好的，妳必須要詳加閱讀其包裝上的標籤，如果可能的話，最好買信譽良好的公司出品的藥草。藥草是有療效的，有些甚至還有毒（但本書不介紹有毒的藥草）。因此，我鄭重反對太多藥草混合使用，因為它們可能會互相排斥（相剋）。

如果妳只懂一些藥草而已，妳可以從喝藥草茶或藥酒著手，因為它們的藥效不會像藥草的脫水抽取物那麼強。如果這種藥草對妳好像滿有效的，妳可以接著使用新鮮或脫水的同一種藥草——但要確定不要使用過期的藥草。香料的保存期限不應該超過六個月，草藥的期限可能比較久一點，要看它們的製造過程而定，一旦過了期限，藥草會失去它的療效。

這裡舉出十種香料和藥草，它們對促進新陳代謝和幫助消化系統特別有效：

・乾的黑胡椒子
・薑
・蒜（大蒜、蒜頭）
・茴香
・小辣椒
・小豆蔻
・肉桂
・鬱金（咖哩的原料）
・胡荽
・小茴香子

像上面這些香料或藥草是可以任意混合使用，但不要吃得太辣，雖然那些辣的香料（小辣椒和黑胡椒子）有助於消化。

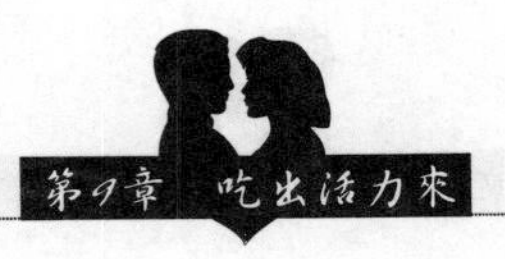

下面舉出一些藥草，對美滿的性生活很有幫助：

・貞潔樹（Chaste Tree）：它能滋潤黏膜組織以及促進黃體激素的分泌

・蒲公英：它能打通血路，使激素分泌均衡，並且對胸部、卵巢和子宮的發育有助益

・當歸：它常常被稱為「女性人參」，能調和激素的分泌以及補充女性的元氣

・薑：它有助於新陳代謝的平衡

・燕麥桿：它能提供神經和分泌系統所需的營養素

・甘草：它能讓內分泌系統更有活力

・野生的山藥：它是鋅的重要來源

・西伯利亞人參：它能強化神經系統和腎上腺

・鬱金（咖哩的原料）：它能使激素功能正常運作和促進代謝機能維持正

常

・牛奶薊：它能強化肝臟的功能和保護身體免於外在毒物的侵害

花粉

像藥草一樣，花粉也可以增進活力和恢復年輕。有愈來愈多的花粉被使用於飲食裡，不只是當作加菜，而是用來增加氣氛。如果妳對混合花粉感興趣的話，我建議妳去求教於專家。有一本花粉參考書是值得妳去翻閱的：《花粉治療法——有助於穩定情緒和維持心靈健康的北美以及英國花粉指引》（*A Comprehensive Guide to North American and English Flower Essences for Emotional and Spiritual Well-Being*）。這本書是由Patricia Kaminski和Richard Katz合寫的，一九九四年由花粉協會出版。在我推薦的花粉中，粉紅西洋蓍草對更年期的女性特別有幫助；山金車酊劑是一種藥酒，用以醫療瘀傷及扭傷；淡黃櫻草花有助於兩性的親暱；木槿可以調理女性生理機能；金魚藻可以增進性慾。

這裡我提出一處方，它能增進妳的性活力，讓妳更加青春：

在1盎斯的蒸餾水中，加入：

2滴白蘭地

2滴自癒花花粉

2滴木槿花粉

2滴山楂花粉（野蘋果花粉）

加以混合後，一天可服用四次，每次在舌根滴二～四滴，但不要在飯前或飯後十五分鐘內服用。如果妳有扭傷或瘀青，而且做愛時無法放鬆心情，妳可以將木槿花粉換成山金車酊劑。

精油

「精」（essential）意味著被提煉的油。它們不能服用或加飲料喝——事實上，如果妳喝了它的話，妳可能會生病。在使用前，一定要先將精油稀釋。當我在沐浴或作按摩時，我都會使用精油（稀釋過）。它們味道清香，可以紓緩壓力、放鬆身體以及使心情平靜——即使妳吃過大魚大肉，它們還是能提高妳的性趣。舉例來說：

- 羅勒（紫蘇）：味道如薄荷，它是一種芳香的神經滋補品，用來減輕壓力所造成的心理疲勞
- 甘菊：它能使緊張的神經平靜下來，進而放鬆身體
- 茉莉：它可以使心情高亢和增進性慾，常常被當作春藥用

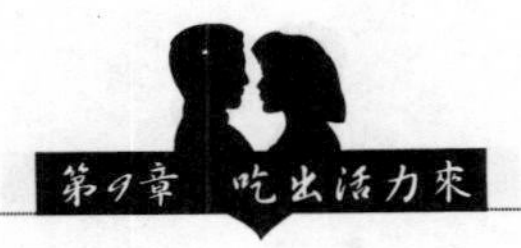

・薰衣草：它能減輕壓力和解除頭痛
・迷迭香：它能使內心清明
・檀香木：它可以放鬆身心，使身心平靜下來
・香油樹：有人叫它「花中花」，通常當作春藥用
・玫瑰：它能刺激性反應和製造羅蔓蒂克的感覺

妳可以試試上述的精油。當然，每個人的喜好可能不盡相同，然而這試用的過程是滿有趣的，其結果通常是出乎意料而且非常神奇喔！

吃出活力來與性的關係

我在前面已提過：性慾的壓抑常常會導致身體的不健康。那就是為何規律的運動、呼吸練習和飲食是如此重要，所以我的課程活動可以激發妳的性生活。

這裡我將具體說明我的活力飲食法與性生活的關係：

1. 性活力的能量來源需要蛋白質和礦物質。我的飲食法包括來自於瘦肉來源的蛋白質，以及來自於新鮮蔬果的豐富礦物質。

2. 床上的良好表現是需要耐力的。我的飲食法包括所有的穀類，以便能平衡血糖濃度，如此的話，就能提升妳的耐力。

3. 性功能受到內分泌腺體所分泌的荷爾蒙控制。我的飲食法能提供它們足夠的營養所需。

4. 腦下腺對性能力和生殖能力都有影響。腦下腺素的分泌不足會造成性器官的發育不良、男性的性無能和更年期的提早來到。本書所推薦的食物和維生素B群、維生素E、鋅、菸鹼酸等，均含有腦下腺所需要的營養素。

5.我們之前已瞭解腎上腺是性活力的中心，腎上腺也是需要維生素和其他營養品，而且我再三強調，我所介紹的飲食中，絕對沒有耗損腎上腺的食物，像是精製糖或是白麵粉製品。

6.甲狀腺與性慾和性活力有關聯。碘和一些維生素對甲狀腺素的分泌是很重要的，那就是為什麼我的飲食法中包括海鮮和海菜。

7.維生素B群、菸鹼酸、維生素E、鋅和葉酸對卵巢分泌雌性素和黃體激素是不可或缺的。我的飲食內容可以補充這些營養素。

8.性激素是由膽固醇製造而成的。膽固醇是體內可自然生成的，不需要從飲食中獲得。但是，只要體內有足夠的營養素來代謝膽固醇，妳還是可以吃含膽固醇的食物。我的飲食法是提供妳足夠的營養素。

9.麻醉藥品、酒精、咖啡因和許多成藥對性慾和性能力均有負面影響。我的活力飲食法將重建妳的身體組織——但是首先妳得停止使用上述這些削弱妳活力的物質。

如果妳遵循我的飲食方式，妳會有漸入佳境的感覺，不僅看起來會更健康，實際上也會更健康，而且生活會更有活力。進一步地，妳將會發覺它最棒的功效，就是妳的性生活會更加美滿。

如果妳能規律地運動——特別是練習妳的骨盆腔和恥骨附近的肌肉——再加上正確的呼吸方式，妳的性生活必定是幸福美滿，人人稱羨。

促進性活力的呼吸

如果妳能控制呼吸，妳就能掌握妳的健康狀況。藉由交感神經和副交感神經的作用，呼吸與身體各組織緊密相連。一旦沒有呼吸，身體一切活動都會停擺、心臟不再撲通撲通地跳、大腦無法運作、荷爾蒙不能被分泌等等。不正確的呼吸有害身體健康，而正確的呼吸不僅能讓妳更有活力，還能延年益壽。

看看一歲到五歲的小孩，妳會發現他們是用橫膈膜呼吸的。橫膈膜就是介於胸腔和腹腔間的肌肉，這是一種最自然的呼吸方式。然而當我們長大時，容易受到焦慮、緊張和恐懼的影響，我們的呼吸部位就會往上移到胸腔，因而產生不必要的刺激和誘發交感神經的活動。

本章的目的是在教妳一種比較自然的呼吸方式，它能使呼吸發揮最大的效率和平衡自律神經系統。當妳身心放輕鬆時，如聽聽輕音樂，妳應該使用這種呼吸方式；如果妳想延長做愛的快樂，妳更應該使用這種呼吸方式；這種呼吸方式稱為橫膈膜呼吸法。

我開發出「代謝呼吸訓練法」，以便能恢復性器官的活力，並讓代謝功能正常運作。它剛開始時和橫膈膜呼吸法相同，此種平順的呼吸方式，是由肚臍下四～五公分處開始的肺部擴張活動（當橫膈膜完全地擴張時，肋間肌會打開肋骨架使空氣流入肺部），在代謝呼吸法中，呼吸者一樣會維持肋骨架的完全開展，但是這兩種呼吸法的差別在於呼氣。相較之下，代謝呼吸法的呼氣比較主動，呼氣時，呼吸者輕輕地提起腹部肌肉，以便「點燃新陳代謝的火源」。有系統地結合橫膈膜呼吸法和積極地提起腹肌，呼吸者可以調理她的生理器官，增進活力，而且臉色會更加紅潤，這種呼吸法好比是美女仙丹，其效果是非常顯著的。

下面的練習是源自於古代和現代的運動，雖然它們已經過適度的修改以便讓一般人更容易學會，它們仍能發揮功效：增進妳的活力。

我們先從鼻孔開始。如前面所提，大多數人對每次呼吸時是由那一邊鼻孔控制氣流並不清楚。如果妳跑來找我，詢問有關性冷感和嗜眠的症狀，我通常會先問妳：「妳的那一邊鼻孔比較通？」如果妳不知道，接著我會問：「妳如何期待來改變妳的身體狀態呢？」鼻孔的呼吸應該是深深的、慢慢的、順暢的、自然的、規律的、無聲的、不間斷的以及溫文的——呼與吸的比率為一比一。

前面我已提過鼻孔交替呼吸法對性生活的助益；現在是說明其過程與原因的時間了。

有各式各樣的理由來說明用鼻子呼吸比用嘴巴呼吸更受歡迎。鼻子的內部幾乎有三十種功能，其中包含過濾、潤溼以及溫暖空氣，而且它的嗅覺會影響大腦邊緣的神經系統，此處是情緒的控制中心。

鼻孔交替呼吸法的練習

目的

左右鼻孔的輪流呼吸有助於兩邊鼻孔道的暢通，因而能平衡大腦的左右半球。一旦妳熟練這種呼吸方式，它會讓妳做愛時注意力集中。

步驟

1.坐在椅子上，使頭部、頸部和軀幹成一直線。

2.把妳的右手放在鼻子上，中指和食指重疊，拇指用來關閉右鼻孔，無名指用來關閉左鼻孔。

3.關閉被動的鼻孔，並且完全靠主動的鼻孔來呼氣（一般人呼吸時，兩邊鼻孔的進氣量與出氣量不會完全相同，當左邊的鼻孔進出的氣量比右邊多時，左邊的鼻孔就稱為「主動的鼻孔」，而右邊的鼻孔就稱為「被動的鼻孔」)。

4.在呼氣結束時，關閉主動的鼻孔，並且靠被動的鼻孔慢慢吸氣。吸氣與呼氣的持續時間應該相等。

5.重複這循環（呼氣時用主動的鼻孔，吸氣時用被動的鼻孔）三次。

6.在第三次的吸氣後，仍然關閉主動的鼻孔且繼續用被動的鼻孔呼氣。

7.在呼氣之後，關閉被動的鼻孔，藉由主動的鼻孔來吸氣。

8.重複這循環（用被動的鼻孔呼氣以及用主動的鼻孔吸氣）三次。

9.把妳的雙手放在膝蓋上，同時用兩邊鼻孔均勻地呼氣和吸氣，要做三次完整的呼吸。

完成上述九個步驟，才算是一次「鼻孔交替呼吸法」的循環。妳現在應該清楚這整個過程，剛開始，每天儘可能地重複練習，直到它習慣成自然。

橫膈膜呼吸法

人們原本應該是使用橫膈膜呼吸法，但是我們很多人卻棄而不用，這樣會限制我們的敏感度和洞察力，而且增加壓力。如果妳做愛時是使用胸部呼吸法的話，我向妳保證性生活不會像用橫膈膜呼吸法般的甜蜜和舒服。

橫膈膜呼吸法不僅可以使妳更有活力，而且還能鬆弛妳的身心。呼吸器官包含氣管──引導空氣進入肺部、肺──氣體互換的場所、橫膈膜──負責伸展或收縮胸腔，還有肋骨架──形成呼吸器官的結構而且有保護作用。

橫膈膜是分隔胸腔和腹腔的肌性隔膜，它具有彈性。吸氣時，橫膈膜下移而肋骨上抬，使胸腔增大；呼氣時，橫膈膜上升，胸腔縮小，空氣被迫排出體外。也就是說，用橫膈膜呼吸時，胸部幾乎是不動的，而腹部會輕微地移動，這是一種很微妙的呼吸方式。

橫膈膜呼吸法的練習

目的

教妳如何用腹部呼吸，以及體驗橫膈膜的運動。這個練習是接下來所有練習的基礎。

技巧

1.仰臥在地板上，膝蓋彎曲，腳平放。在妳的腹部放一本一～三磅的書，並且觀察妳的呼吸。

2.吸氣時，讓妳的腹部擴大，因而使書本上升，呼氣時，看書本是否會下降。

3.重複這項練習，但是每次練習不要超過十五分鐘。當這練習成為習慣時，妳就不再需要使用書本了。

促進新陳代謝的呼吸法

這種呼吸法是由古代瑜伽呼吸練習發展而來的，因為那些瑜伽大師早就知道藉由控制呼吸，他們更能夠保養身體和延長壽命。促進新陳代謝的呼吸法（以下簡稱代謝呼吸法）略作修改，再加上腹部呼吸法、橫膈膜呼吸法，以及丹田（agni sara）呼吸法。agni sara 字面上的意義是「使太陽系統有活力」，而太陽系統指的是影響消化、生殖、循環和神經系統的生理與心理活動的經脈，它位於腹部下方，肚臍下二～三吋處，剛好在第二條和第三條能量中心的交界處。這個位置，在中國醫學中，稱作「丹田」或「氣海」。如果妳能熟練這種呼吸方法，妳的代謝之火將永續不絕，因而妳的生理機能獲得調理，妳的面色更加紅潤。

代謝呼吸法是用來排除呼吸系統的舊空氣和有毒物質，以便清理和暢通喉嚨和頭部的各個呼吸道（這對抽菸的人和都市人最有用處），它更能提高血液裡的含氧量，血液裡的氧氣愈多，代謝功能愈能正常運作。含氧量高的血液能使神經系統平靜下來，促進消化以及對腎上腺有助益。

雖然妳不必整天都用代謝呼吸法來呼吸，但是它卻能增加性生活的情趣，並且在大魚大肉後，它真的能幫助消化。

促進新陳代謝的呼吸法

目的

藉著促進血液循環、調理生理機能和增進消化能力，以便強化新陳代謝的機能。

步驟

1. 按照橫膈膜呼吸法的步驟來做。

2.呼氣時，將腹部下方的肌肉向上多提起一些，好像如廁到一半時，突然憋住。

3.不急促，也不停頓，呼吸時，兩邊鼻孔都要均衡地使用。

4.當這呼吸法與運動同時進行時，將運動的過程調整成分解動作，配合一個吸氣與一個呼氣交互更替。

風箱呼吸法的練習

目的

為了要將有毒物質趕出體外和增進活力。

方法

坐著，使頭部、頸部和軀幹成一直線，將舌頭抵上顎，而且在整個練習中，保持這個動作。

剛開始，將肺部裡全部的空氣用力地從鼻孔呼出，此時，腹壁要緊縮。然後向後仰，讓肺部慢慢地注入空氣。重複這個練習，維持呼與吸的動作共十五～三十秒。結束時，做一個完整的呼吸動作。要注意：運動時，不要練習此方法。

完整的呼吸練習

目的

為了增進肺活量和使身心活力四射。

方法

選一個通風的地方。妳可以站著或躺下，剛開始從腹部吸氣，然後移至腹部與胸部的中間地帶，再移至上面的胸部。當妳吸氣時，同時舉起妳的雙手越過頭部上方，直到掌心相接觸。

重複這個動作三次。

注意：代謝呼吸法會轉移妳的注意力到妳的呼吸，那意味著當空氣從鼻孔

進入，使腹部變大，再從鼻孔出去時，妳都會留意這整個過程，一點都不會分心。結果，妳讓妳的自律神經系統更加均衡、更加舒展，同時，身體每一個細胞會更加有活力。最後，代謝呼吸法變成了身體與心理互動的橋樑。

動出活力來

貝絲事先有了預約，找我諮詢她的症狀，她覺得她的腹部、臀部以及大腿附近贅肉過多，所以她想要擬訂一個減肥的運動計畫。我發現她的飲食還算正常，但是她自己透露已快一年沒做愛了。她整個人無精打采，而且是用胸腔來呼吸，很明顯地反映出她內心的狀況。

當她第一次來的時候，我事先要求她穿運動衫。我對她說：「躺在毛墊上。」

她照做了。

當我向她示範我的「V」字型腿部運動時，她的大腿仍然緊閉著，這是在我的意料之中。

「兩腿一起來，抬起妳的膝蓋，直到碰到胸部。」

她那時無法做到這個動作。

我扶著她的兩腿，並且協助它們向外伸展，由內而外，再由外而內，重複開合著雙腿。幾次練習後，貝絲學會自己使雙腿開合，並且能把大腿舉起來。經過一段時日，她覺得她的身體變得輕盈些，最後，她又能和她的情人開始享受性愛的樂趣。

本書提倡的運動課程，其目的在促進第二條和第三條能量中心的活力，而貝絲所做的運動正是這類運動。如果妳按照這裡所規定的運動來做（配合著均衡的飲食以及正確的呼吸方式），妳會覺得身體宛如綻放的花朵，女性特質表露無遺。課程內容包含頸部、胸部和肩膀運動，它們有助於壓力和緊張的消除，但是這裡主要的目的是增進性活力。

當我們壓抑性慾時，就好比把自己關進監獄裡；當我們釋放我們的性活力時，我們就能找到完整的自己，找到身心的自由。

我不是反對有氧舞蹈，但是我們大多數人跳起來卻效果極差（多數人只是晃動手腳、彎彎腰、甩甩頭、上下跳動以及用力呼氣與吸氣，結果多是滿頭大汗、呼吸急促）。我個人極力推薦「太極」和「瑜伽術」，不僅是因為它們有健身的功效，而且它們還有助於維持身心的平衡。此外，我認為「舉重」也是不錯的運動，因為多數女性上半身缺乏鍛鍊，以至於她們走起路來無精打采。儘管如此，本書認為最重要的運動是要能促進「性活力」。

覺察能力是自我改變的第一步，而運動能讓妳清楚自己的身體狀況。但是妳要記得，運動時一定要配合好呼吸，這樣才能使運動的效果更加顯著。

我的課程活動首先談到的是儀態（姿勢）。妳一定得將「讓妳的生殖器官動起來」牢記心中——也就是說，站直並且大大方方邁出妳的步伐，腰臀自然搖擺，除非妳能做到這些，否則妳的性活力會受到限制，而運動的效果也會大打折扣。當妳的脊椎挺不直時，妳會彎腰駝背，而心理與生理的症狀就會緊跟著來。譬如說，沮喪時，妳常常會低著頭（所謂的垂頭喪氣），這種姿勢長期下來會造成妳的駝背，因而使妳的心情處於沮喪狀態。除非妳伸直脊椎，保持頭部、頸部以及軀幹成一直線，否則妳的呼吸會受到影響，心情也不易開朗。

在開始運動前，妳先試試「掃描身體」。在後面的章節，我會教妳最適當的方法，但是現在妳得先暫時不看這本書，闔上妳的雙眼。仔細用心觀看自己的身體，妳應該可以察覺各種不同的感受，妳左臉和右臉的感覺相同嗎？當妳站起來時，有沒有覺得那一腳用的力比較多？我們愈瞭解自己的身體狀況，我們就愈容易靠運動來均衡身體機能。

最後，我們來談運動本身。本書所介紹的運動沒有僵硬的動作，它們可以鍛鍊肌肉，促進各種循環，因而使器官（如肝、肺、腎，甚至性器官）更有活力。其目的就是為了增加肺活量，這比有氧舞蹈更有效，瑜伽術則可以用來調合緊張與鬆弛。

自我評鑑的運動

開始任何運動前，妳必須問自己兩個問題：「我的目標是什麼？」、「我的健康狀況如何？」這裡先假設妳的健康狀況良好，而且妳想要刺激代謝功能以便增進性活力和延長壽命。

當妳運動時，評量妳的食慾和性慾，而且要記錄妳的復原時間。在兩小時的運動中，妳會不會餓得想吃東西？如果會的話，可能是妳運動過量了。在一星期認真地運動後，妳的性慾減少了嗎？如果答案是肯定的，那表示妳可能運動過量了。事實上，運動可以當作是性愛的代替品，過量的運動會耗損妳的體力，而且過量的運動和飲食會使妳失去女人的魅力，如柔情似水和高雅大方。一旦身體開始僵硬了，熱情就會褪色，如果發覺自己寧願運動，也不要外出約會，妳可就有麻煩了。

看看妳是否還要做進一步的運動。如果妳對下一個運動還是興致勃勃的話，那是個好現象。另一方面，如果妳是心不甘情不願地去健身房，弄得不僅累得要死，而且還喘不過氣來，那麼就休息一、兩天吧！如果妳平時沒有在運動，剛開始可能會有一點不習慣，甚至肌肉會有一些酸痛，妳自己可以決定適時地休息一、兩天，然後再繼續運動，但千萬不可一曝十寒。

規律而持續的運動

有些人早上特別有活力，有些人卻是在晚上，如果可能的話，在妳覺得最有活力的時候運動，但要有恆心。這個時間可能是上班前或下班後，早餐前或晚餐後，然後尋找一個對妳有效的運動，別人行得通的運動未必適合妳。此外，最好找一個體質與妳類似的朋友一起運動會更有趣，而且效果會更加明顯。

一般來說，晨間運動對多數初學者或意志力不堅定的人較合適，因為那樣就讓妳不用費心去挪出時間或免除一些藉口如「今天上班已一肚子火」或「我今天已走了一大段的路」等等。然而晨間運動並不是沒缺點，它可能會使妳在中午時比較容易餓，但是妳還是要抗拒午餐多吃點的衝動，而且要避免在中午前吃點心。

下午運動可能是最困難的，因為這個時候我們的血糖濃度為相對低點，而且此時我們更想要的是一喝即見效的提神飲料，而不是一小時的運動，但是下午運動可能會抑制晚間暴飲暴食的慾望。

傍晚的運動能夠放鬆妳的身心，尤其是在用完晚餐後的運動，而且運動後，不再吃任何食物，效果更顯著。這種方式可能是最能夠促進新陳代謝的，當然，如果妳的目標是減肥，它也是滿有效的方法。

運動的次數和其所花的時間

每天花些時間，而且要持續二十一天，那樣才可以使身體自我調適，使運動效果更加明顯，以及讓妳有充分的時間調整妳的飲食和呼吸方式。在三週的課程活動結束後，要做自我評鑑，如果成果是有目共睹的話，以相同的步調繼續做十四天，那時妳可嘗試些難度較高的運動。

有研究指出一星期運動四次或五次的人，比一星期只運動兩次的人體重減輕的速度快三倍；對於代謝功能，也有相同的效果。如果沒有規律的運動，就沒有明顯的改變，但是要記得運動不可過量，因為增進性活力是要靠適量的運動，而不是精疲力竭的運動。

附加的輔助運動

重量訓練和其他設備（如跑步時腳踝綁上適量的砂包）會增加肌肉的承受力和強度，它也可以促進心肺功能，更能鍛鍊肌肉、肌腱和韌帶。但是我不會刻意在我的課程活動中強調輔助設備，如果妳認為它能輔助妳的運動，妳大可以在課程活動加些輔助運動。

至於有氧運動，在我課程活動的最高階部分的確有一些練習，但它通常是用來調息，例如在快速走路、慢跑、游泳和騎腳踏車時，調整呼吸（氣息）的節奏。

我的課程活動有拉筋運動，它和一般人在運動前所做的簡易舒展操是不一樣的。配合著代謝呼吸法，它會有助於妳控制身體各方面機能，包含性愛前、性愛中以及性愛後的生理機能。

運動前應注意的事項

・遵照第10章所提出的呼吸指示

・挑出運動的最佳時間，而且要有方法和恆心。剛開始的運動量可有彈性，循序漸進對身體健康最有幫助

・空腹做運動為宜。如果真的有困難，妳可在運動前喝杯茶或稀釋果汁。如果飯後要運動，最好等一個小時，如果妳已飽餐一頓，那可要等二、三個小時，要知道當消化系統在運作時，呼吸要調配得宜並不容易

・找一個乾淨、通風良好又令妳覺得舒服的房間來運動。把電話關機，並且不要讓小朋友來干擾。如果妳要找個運動夥伴，那是沒問題的，她最好體質與妳相近；如果妳想放點音樂也無妨，只要確定它不會讓妳分心

・如果妳發覺自己的意志力不夠堅定時，妳得不斷提醒自己妳是在做有益

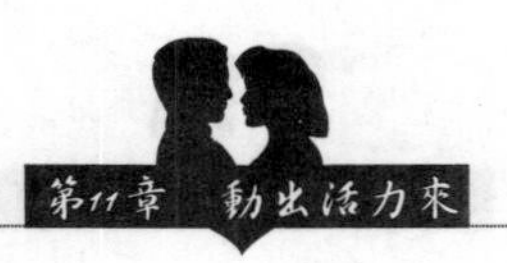

妳身心的事；只要妳能堅持下去，運動的成效會逐漸浮現，當然，這是需要時間的

•我的運動課程是針對女性健康而設計的。如果妳有用藥上的限制，妳可以先徵求妳醫生的同意，孕婦和生產後的女性也應該先跟醫生諮商。如果妳是孕婦或月經來了，代謝呼吸法是不可以使用的

掃描身體的技巧

目的

為了要瞭解妳身體的壓力和精神緊繃的原因，以便妳能釋放壓力。一旦妳知道問題所在，妳將能夠找出一套最適合自己的運動課程。

方法

站著。把妳的左腳跟向右腳靠緊，然後從右腳內側慢慢將左腳平移開，使兩腳跟平行成一直線，兩腳掌相距約十二吋，讓妳的臀部平均分擔妳的體重。

接著闔上妳的雙眼，並且藉著觀察身體的鬆弛或緊張狀態，開始用心掃描全身的每一部分。從頸部開始，接著是背上方，再來是肩膀、髖部（腰胯處）、骨盆、大腿、膝蓋、小腿以及腳。

在妳完成全身的掃描後，仍舊保持站立的姿勢三分鐘。留意妳的思考過程，當妳突然想到一個點子時，注意它對身體的影響。如果妳覺得肩膀緊繃或大腿肌肉僵硬，妳就會知道該做那些運動。

站立運動

目的

為了暖身、強化肌肉以及訓練耐力，這些運動可增進雙腿和上半身的柔軟度，而且能調和大腿前後的曲線，使上半身輪廓分明。彎腰動作可增加脊椎的柔軟度以及提升活力，許多女性大腿和臀部的贅肉太多，以至於她們比較沒有魅力。這些站立運動有助於瘦肉組織的發育，而且可以促進脂肪流失。

整體技巧

儘可能保持脊椎挺直，不要駝背。體重要平均落實於兩腳。

天空呼吸法

目的

平衡身心的互動，為其他運動的預備起式。

技巧

兩腳張開與肩同寬。站立著，膝蓋微曲，好像妳將要坐在高腳凳上，脊椎（腰桿）挺直，雙手手心朝下放在腹部下方（肚臍下四～五公分處：丹田）。徹底地呼氣，然後開始用代謝呼吸法呼吸。吸氣的同時，掌心向上，從身體兩側緩緩地提起雙手，儘可能畫一個圓圈，同時，慢慢伸直妳的膝蓋，以至於妳可以完全站直。

當妳的雙手越過頭部上方時，讓妳的手掌互相碰觸，同時要確定妳的肺部是充滿著空氣。這個動作使妳的腳踝到頭頂都獲得伸展。這個舒展動作要持續三個呼吸，然後兩手心分開，沿原路徑慢慢放下。這整個運動要重複三次。

初級運動（適合初學者）。

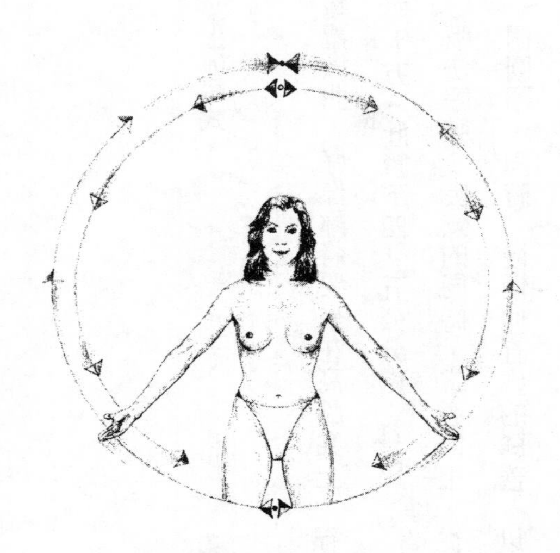

天空呼吸法的示意圖

臀部畫圓運動

目的

使第二條能量中心開展和更有活力。

技巧

站立著兩腳張開與肩同寬，膝蓋微曲，好像妳將要坐在高腳凳上。使脊椎挺直，把雙手放在臀部外側（腰胯處）。開始搖動臀部，先向右邊，再向左邊，用腰胯來帶動，好像在跳舞般。可逐次增加轉動次數。重複這個動作直到妳已經到轉動次數的個人極限。初級動作。

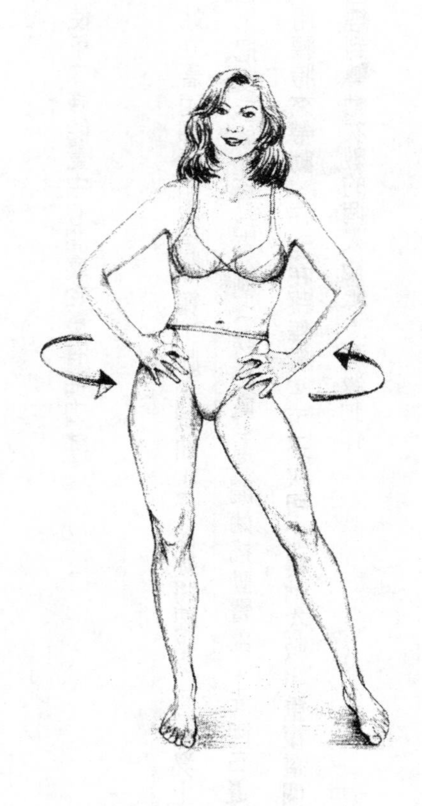

臀部畫圓運動示意圖

風車旋轉運動

目的

釋放身體的壓力，而且能使活力流貫全身。

技巧

站立著兩腳張開與肩同寬，膝蓋微曲，好像要坐在高腳凳上。使脊椎和骨盆挺直，身體中正，然後開始搖擺妳的手臂，從一邊盪到另外一邊，同時身體隨腰自然轉向，允許頭部也自然隨著身體轉向，並逐次增加搖擺的幅度。搖擺時，讓妳的手臂輕拍身體。重複數次。初級動作。

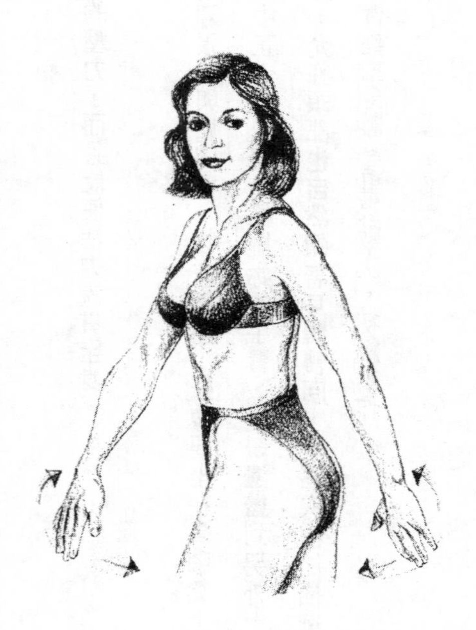

風車旋轉運動示意圖

貓踞運動

目的

增進脊椎的柔軟度和鬆弛頸部及肩膀的緊繃。

技巧

站立著，兩腳張開與肩同寬，膝蓋微曲，上半身向前彎曲，背部仍然挺直，使妳的手自然垂下置膝蓋處，掌心按著膝蓋。呼氣時，頭部順著胸腹律動，下巴向下碰觸胸骨；吸氣時，下巴往上抬起，離開胸部，慢慢將背部向上弓起。重複這個動作，但再加上轉身的動作，當妳轉身至左肩時，讓右肩自然垂下；再重頭做一次，這次則轉身至右肩，讓左肩自然垂下。只要這些動作還舒服的話，儘量保持這個姿勢，並逐次增加每個動作的伸展度。初級動作。

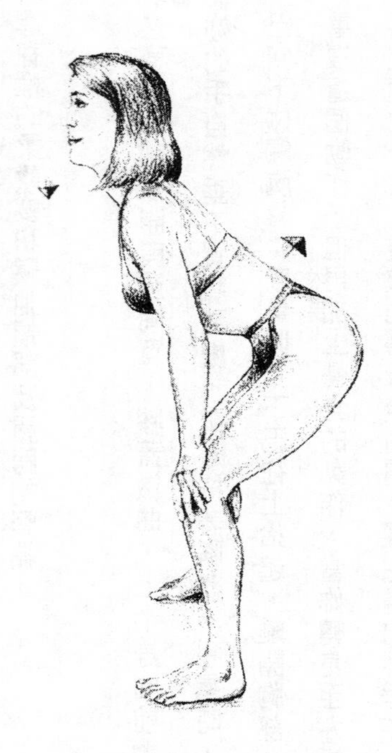

貓踞運動示意圖

龜伏運動

目的

使腿部更有力和鬆弛下半身的緊繃。

技巧

站立著，以不失去平衡為原則，兩腿儘量向外擴展。呼氣時，上半身向前彎曲，膝蓋微曲，設法讓妳的手心摸到地板（初學者可把手心放到大腿上），並向上看，背部要維持平直——想像要把妳的尾骨（尾椎）推上天花板似的；吸氣時，膝蓋伸直，手心仍然要維持碰觸地板。重複兩次到三次。初級進入高級的進階動作。

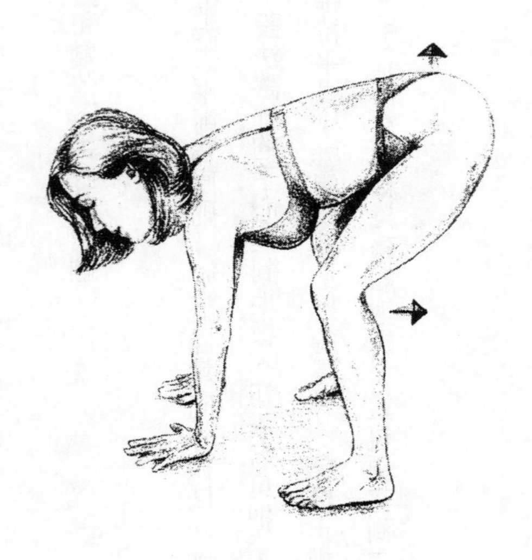

龜伏運動示意圖

蹲踞運動

目的

強化大腿和胯部的肌肉。

技巧

站著，使兩腳張開略比肩寬，腳掌向外張開十～二十五度，膝蓋略彎，吸氣時，身體慢慢下沈，好像要坐在凳子上，並把身體的重量平均放在兩腳跟上，直到大腿與地板平行，膝蓋彎曲超過腳踝，不要超過腳趾（以眼睛從膝蓋處向下直視為基準）；呼氣時，慢慢站起來直到完全站立著。當妳站起來時，將PC肌肉向上拉，好像在吸大地的能量般，然後，放鬆PC的肌肉（譯註：PC肌肉是指恥骨與髖骨附近的骨盆腔肌肉）。初級動作。如果妳是進階級的，妳可以在手上增加重量訓練。

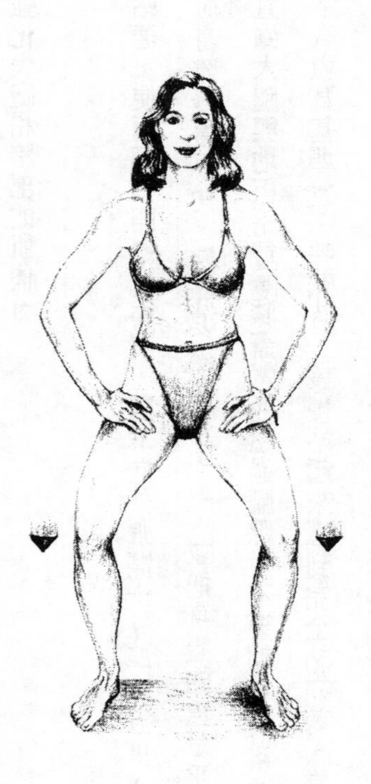

蹲踞運動示意圖

馬步運動

目的

藉由臀部和鼠蹊處的肌肉活動，來伸展和協調骨盆腔附近的肌肉和器官。

技巧

站著，兩腳張開與肩同寬，手臂自然下垂於兩側。左腳向前跨，在不失去平衡之下，做伸展兩腿的動作；保持身體重心絕大部分落於左腳跟，避免膝蓋有體重壓力。吸氣時，慢慢下沈身體，直到左大腿與地板平行；然後呼氣時，身體慢慢起來。重複時，可以換右腳在前，左腳在後，依次互換。

初級動作。中級學員可加上手上握東西的重量訓練，甚至可在妳身體起來時，加個後腳前踢。

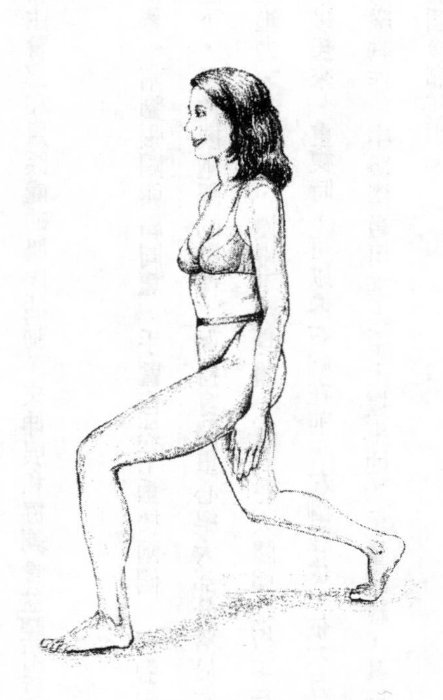

馬步運動示意圖

伐木運動

目的

減少背部上方肌肉的疲勞，並且舒展第四條能量中心。

技巧

站著，使兩腳張開與肩同寬，兩手伸向背後，兩手手指交錯緊握。呼氣時，膝蓋微曲，上半身向前彎曲，手臂向上向前伸展，背部仍成自然平坦，使下巴碰到胸部；吸氣時，下巴離開胸部，背向上挺直，使手臂自然落下，然後身體完全站直，鬆開手指，兩手臂自然下垂。這運動可重複四到六次。初學者的進階課程。

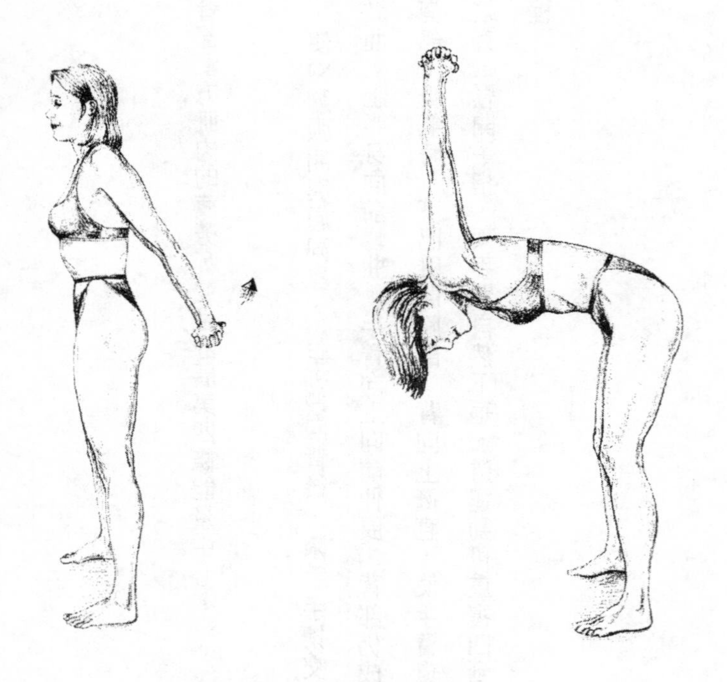

伐木運動示意圖

伏地運動

目的

減輕疲勞和恢復體力。

技巧

俯臥著，兩腳張開與肩同寬，兩腳腳趾尖頂著地板，兩手臂位於身體兩側，掌心平撐地板，眼向前平視。吸氣時，拱起妳的背，接著靠著手臂的力量腰背向後向上伸直，在妳使下巴碰到胸部的時候呼氣，同時向下伸展大腿，腳跟撐著地板。可多做幾次。

進階動作。當妳變得比較強壯時，只有手跟腳碰觸到地面而已。

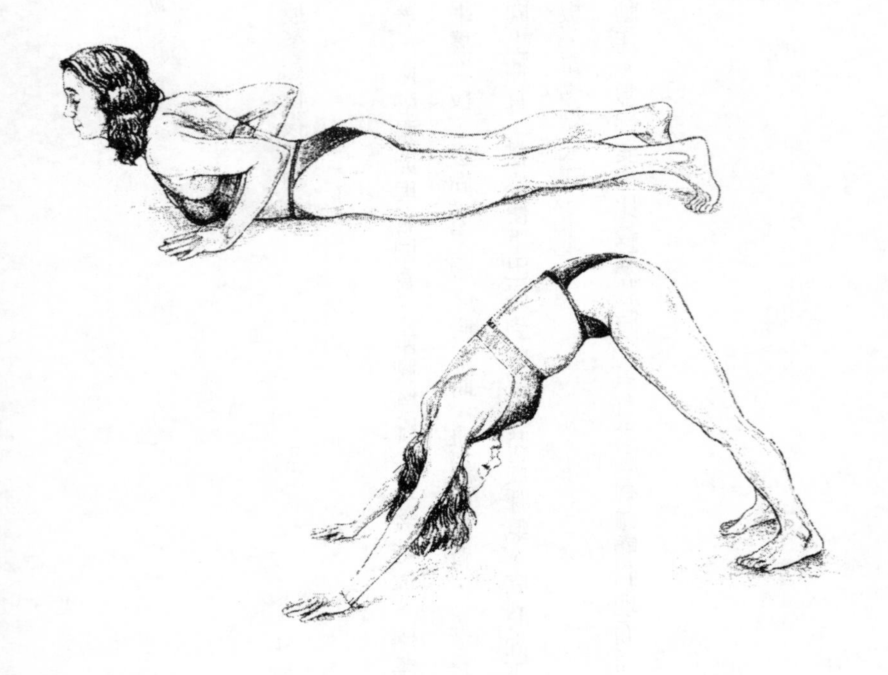

伏地運動示意圖

抬腿運動

目的

為了增進妳的性活力，而且它們能使腿部肌肉更加協調以及刺激生殖器官。

整體的技巧

1.仰臥著。腿部運動開始前，以手肘靠地板來支撐背部。如果妳是初學者，妳可以讓頭部自然後仰，手心向下置於地板和臀部間。如果妳覺得脖子或背部下方會不舒服，妳可以調整姿勢，直到上述問題不復存在。

2.每次運動前，先縮脖子，使下巴碰觸胸部，然後抬腿時要吸氣。妳一次可抬一隻腿或兩隻腿都無妨。

3.每當妳抬腿時，要確定腿部有充分伸展，像是在拉筋一樣。

4.呼氣時，放下大腿，並且抬起下巴。

5.重複八～十五次，視妳的體力和耐力而定。

單腳抬腿運動

單腳抬腿運動遵循前述步驟1.～5.，先抬左腿，然後接著再抬右腿。初級動作。

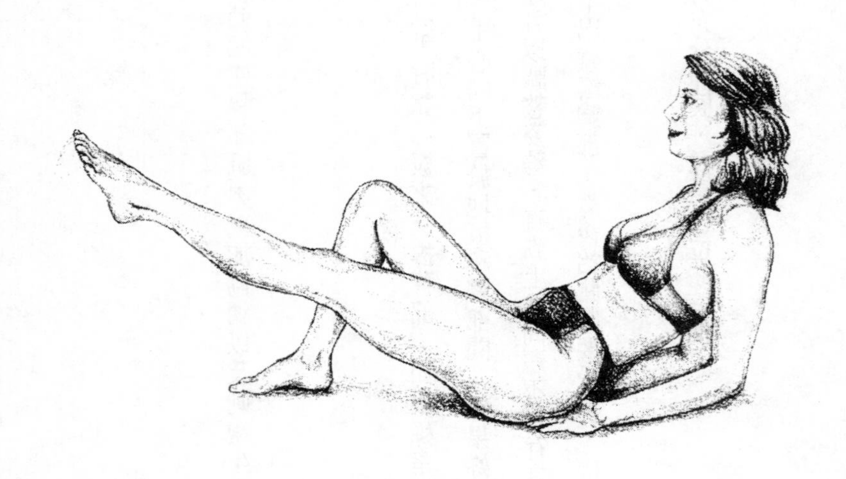

單腳抬腿運動

雙腳抬腿運動

遵循前述步驟1.～5.步驟，同時抬起雙腿。如果同時抬起雙腿會讓妳腰背不舒服的話，膝蓋可以彎曲，直到妳有足夠的腰力。中級／進階動作。

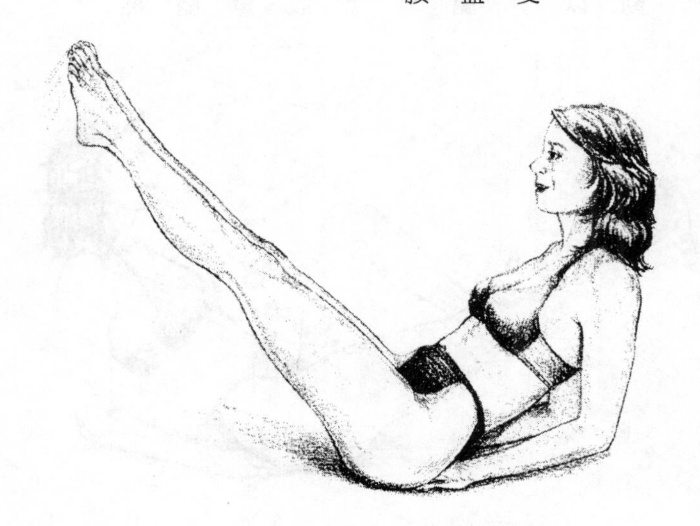

雙腳抬腿運動示意圖

蹬出活力來——踏腳運動

遵循上述抬腿運動的步驟，然後將兩腳膝蓋後縮至胸部，當右腿與胸部靠近時，用力伸直左腿，蹬左腳，左腳板內扣，然後左腳收回，使左膝蓋也後縮至胸部，接著換腳（這動作有點像在騎腳踏車）。當妳比較熟練後，可以降低兩腿的高度，使其更靠近地板，記得背部要打直，蹬腿的動作放慢些，以便維持呼吸順暢。中級／進階動作。

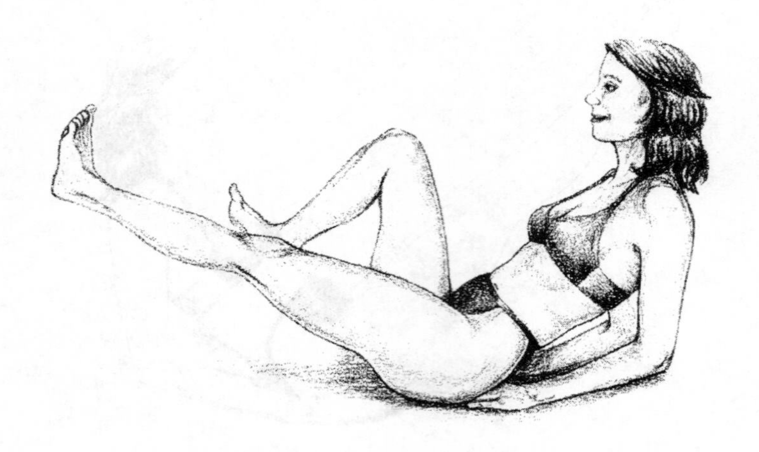

踏腳運動示意圖

放鬆臀部的運動(一)——畫圓運動

坐在地板上，在臀部的下面墊個枕頭或抱枕，兩腿張開，成一「V」字形。把雙手放在兩腿內側，以便支撐妳的上半身。開始用腰來帶動身體畫圓圈，先依順時鐘方向，接著以逆時鐘方向再轉一次。初級動作。

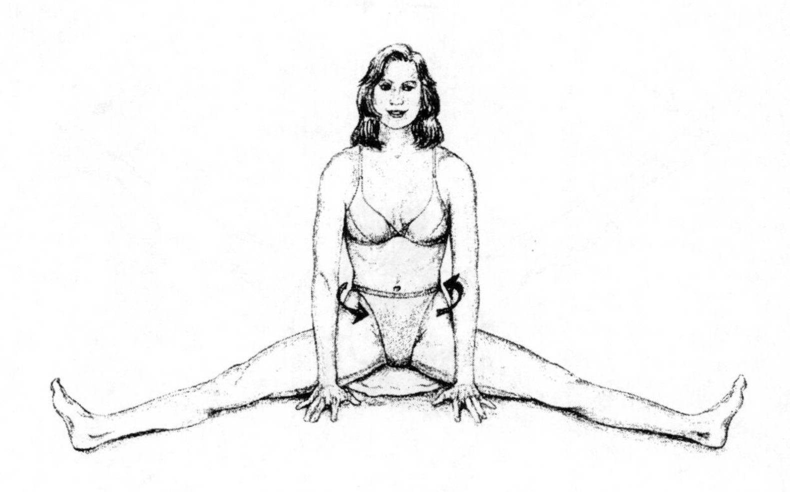

畫圓運動示意圖

放鬆臀部的運動(二)——張合運動

依照抬腿運動之步驟1.，預備好，但吸氣時，兩腿分開成「V」字形；呼氣時，兩腿併緊。中級動作。

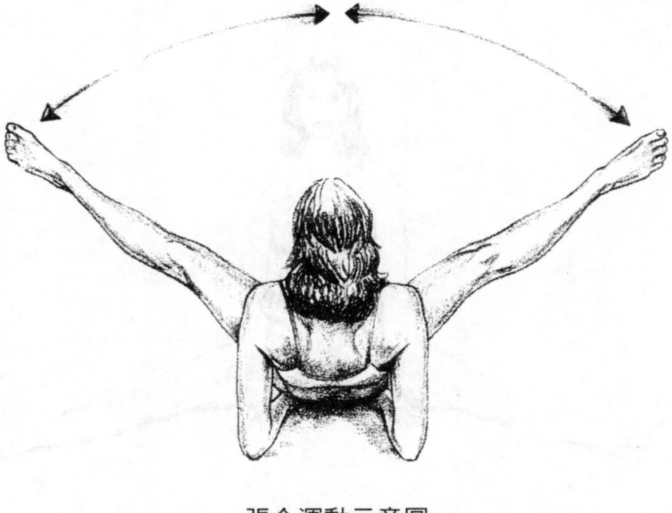

張合運動示意圖

雙腿繞圈圈運動

先按照抬腿運動之步驟1.來做，然後兩腿抬高，使其指向天花板，背部下方平躺地板。吸氣時，張開兩腿成30～40度，然後開始向外繞圈圈，繞完五圈後，休息一下；重複此一動作，但朝相反方向，向內繞五圈。圈圈愈大圈，困難度愈高。剛開始，可以重複三次。進階動作。

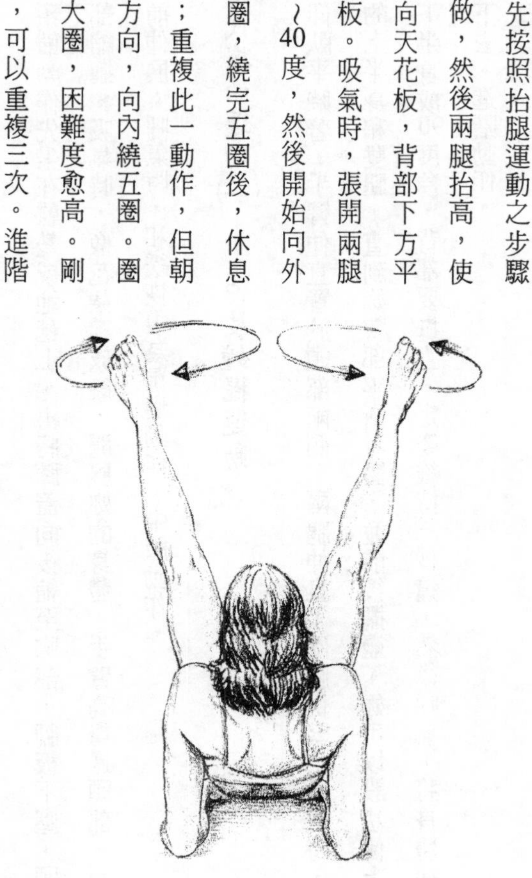

雙腿繞圈圈運動示意圖

促進代謝的運動㈠——伸展運動

預備動作先坐在軟墊或地毯上，再將膝蓋向後縮至胸部，腳板下壓，頭部和頸部縮攏。吸氣時，像花朵綻放般，開展妳的身體，手臂高舉過頭部，而腿則向前伸展；呼氣時，和緩恢復為預備動作。中級動作。

促進代謝的運動㈡——伸展鐘擺運動

仰臥平躺著，手臂伸直置於頭部兩側，兩腿伸直，兩腳併緊。吸氣時，騰起妳的上半身和雙腿，直到妳臀部平衡身體，並前後擺盪。妳可以設法使上半身和下半身成90度角，背部要挺直。定姿維持三秒鐘，然後呼氣，將身體緩緩平躺下去。進階動作。

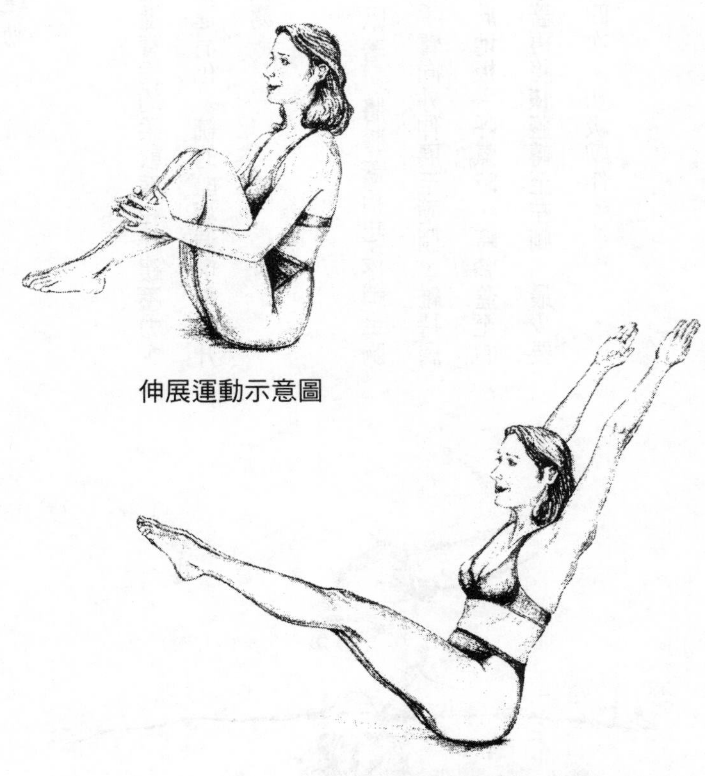

伸展運動示意圖

伸展鐘擺運動示意圖

扭轉運動

目的

增進脊椎的柔軟度和紓緩壓力，亦可促進消化系統的血液循環來提升新陳代謝。

技巧

仰臥著，將膝蓋抬起後縮至胸部，兩手臂向外伸展至兩側，維持肩膀平貼於地板。呼氣時，轉膝蓋至右側，接著再將膝蓋轉至左側，最少要做三～四次。初級動作。

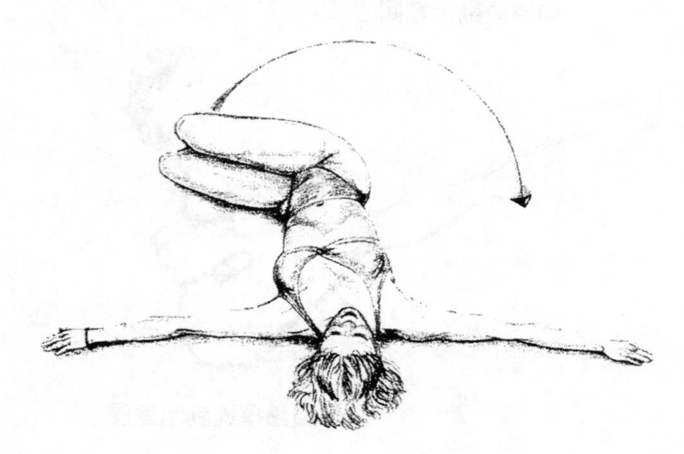

扭轉運動示意圖

搖擺運動

仰臥著，膝蓋後縮至胸部，頭部向上抬起。開始以背部和臀部支撐著地板，像木馬般做前後的搖動，這樣可以按摩妳的脊椎。當妳柔軟度更好時，可以把腿伸直來做前後的搖動。初級動作。

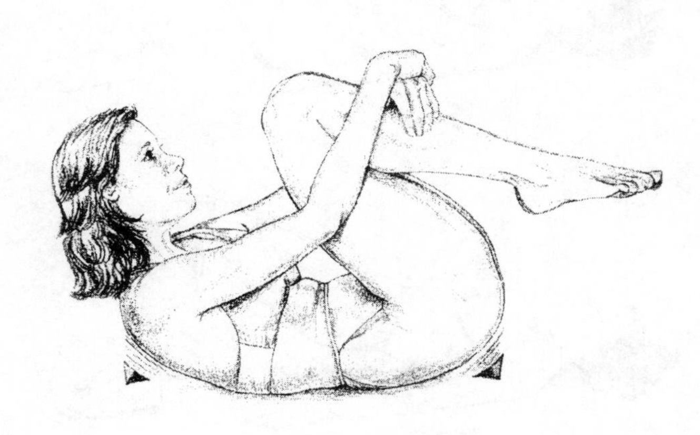

搖擺運動示意圖

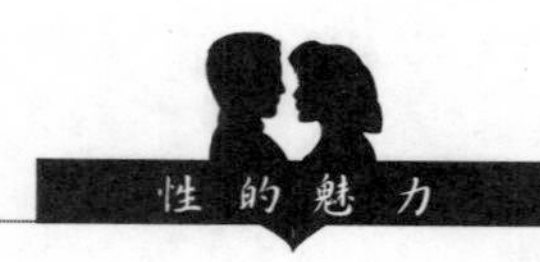

挺腰運動（一）

仰臥著，膝蓋彎曲，兩腳掌平貼地板，兩手自然伸展放在身體兩側地板上。吸氣時，慢慢把腰挺起來，頭部和肩膀平貼地板，手臂不要當槓桿使用；呼氣時，慢慢把身體放下，恢復到原先的姿勢。配合呼吸，再做五次。初級動作。

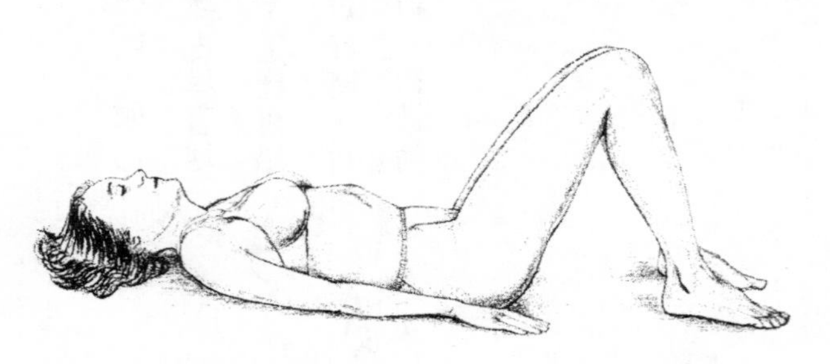

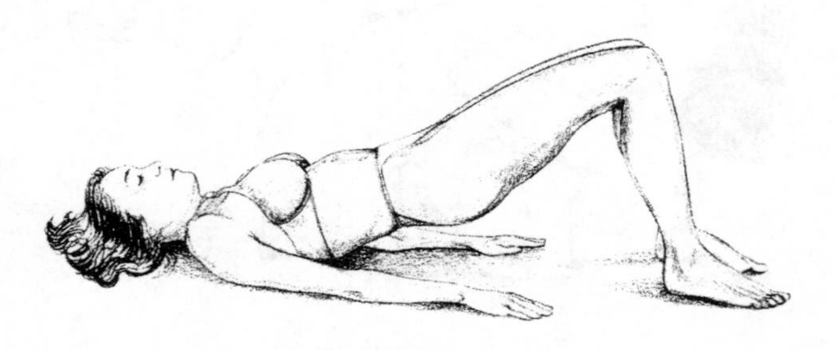

挺腰運動示意圖（一）

挺腰運動(二)

坐在地板上，膝蓋彎曲，兩腿張開與肩同寬，腳板平貼地板，掌心向下，手指朝前，兩手撐著地板。呼氣時，縮攏下巴碰觸胸部（如(a)圖）；吸氣時，放慢動作，下巴向上仰起，用腰挺起身體，伸展骨盆，面向天花板，維持定姿大約五～十秒（如(b)圖）。重做五次。中級到進階的動作。

* * *

飲食、呼吸和運動，只要妳能按照我的課程活動來做，相信三週後，成果必然是顯著的。下面的章節中，我將一天一天來介紹課程活動，希望妳能堅持下去。

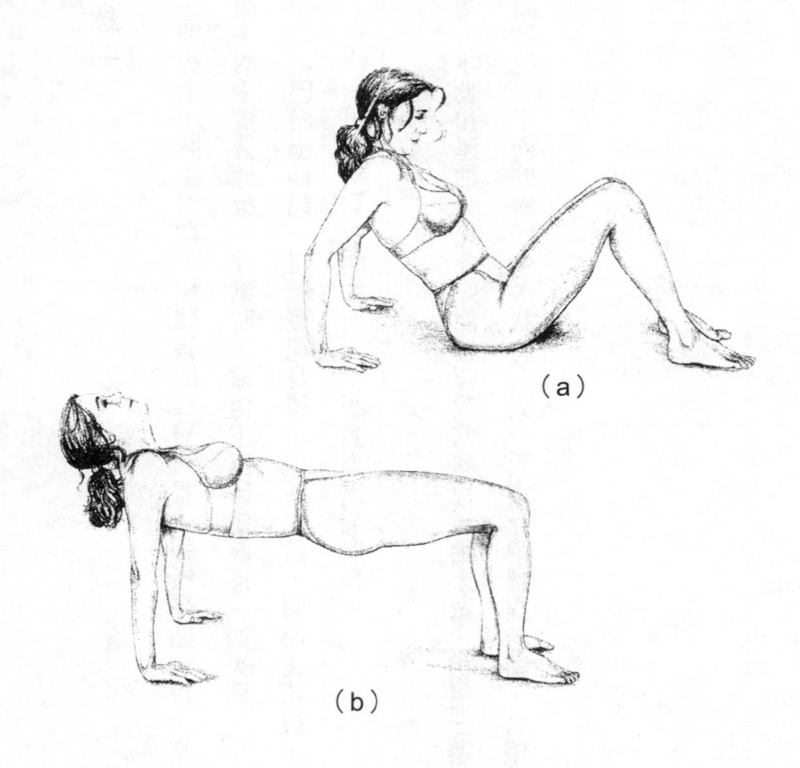

挺腰運動示意圖(二)

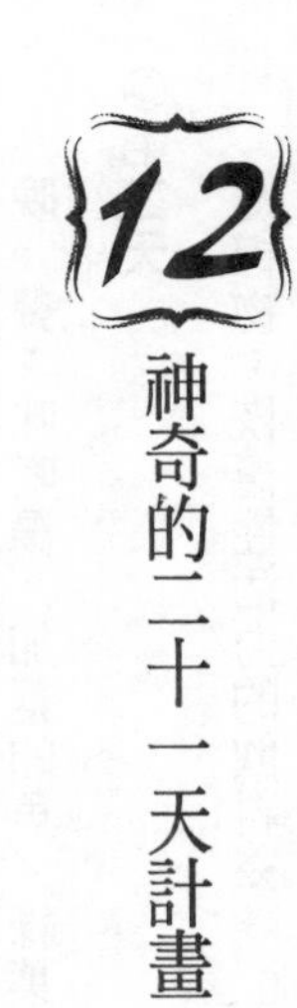

注意事項

・菜單裡不會有甜點，如果妳真的想吃，中餐是可以吃些甜點的

・有加「※」意指該食譜的烹調方法說明於本章後段

・正確的呼吸方式和運動每天都該做，在計畫的後半段會加以說明

・理想狀況下，晚上七點後不應該再吃任何食物

・早餐應該在八點前吃完

・在妳進行整夜禁食或剔除牛奶製品前，可先與妳的醫生商量

菜單

◎第一天

提神物：恢復性活力的飲料※

早　餐：潔淨代謝的果汁※／亞麻子麥粥加豆漿※

午　餐：蒸菜豆／五穀高質麵包／飲料（汽水、茶、酒等等）／甜點（可有可無）

晚　餐：味噌湯／加薑的魚／綠葉蔬菜大雜燴（蒸的）※／溫熱的飲料

◎第二天

提神物：恢復性活力的飲料※

早　餐：平衡荷爾蒙的飲料※／稀飯加豆漿※（可有可無）

午　餐：雞肉醬三明治／胚芽米沙拉※／飲料／甜點（可有可無）

晚　餐：素食漢堡／烤米飯※／花椰菜加橄欖油和檸檬／溫熱的飲料

◎第三天

提神物：恢復性活力的飲料※

早　餐：新鮮水果盤※

午　餐：Linguine式披薩※／加橄欖油或大蒜調味醬的活力沙拉※／飲料／甜點（可有可無）

晚　餐：黑豆湯／蒸花椰菜加大蒜／溫熱的飲料

◎第四天

提神物：恢復性活力的飲料※

早　餐：提升活力的飲料※／藍莓麥麩小鬆餅（可有可無）

午　餐：素食開胃菜※／烤五穀麵包／新鮮水果／飲料／甜點（可有可無）

晚　餐：烤鮭魚加檸檬／蒸飯／活力沙拉※／溫熱的飲料

◎第五天

提神物：恢復性活力的飲料※

早　餐：新鮮葡萄柚汁／堅果粥加豆漿

午　餐：麵食※／五穀小鬆餅（可加水果）／飲料／甜點（可有可無）

晚　餐：礦物山※／綠葉蔬菜沙拉加橄欖油／胡瓜盅※／溫熱的飲料

◎第六天

提神物：恢復性活力的飲料※

早　餐：香蕉豆漿奶昔※／甜水果沙拉※（可有可無）

午　餐：蔬菜豆腐派※／麥芽麵包※／飲料／甜點（可有可無）

晚　餐：烤火雞雞胸肉／海藻湯（平衡甲狀腺）※／炒蔬菜／烤馬鈴薯／溫熱的飲料

◎第七天

提神物：恢復性活力的飲料※

早　餐：綜合漿果／烘燕麥粥加豆漿和葡萄乾※
午　餐：消除疲勞的飲料※／活力沙拉※／扁豆湯※／飲料／甜點（可有可無）
晚　餐：烤干貝加檸檬／蘆筍拌蜂蜜檸檬汁※／青菜炒干貝和馬鈴薯／溫熱的飲料

◎第八天

提神物：恢復性活力的飲料※
早　餐：新鮮果菜汁／蛋白蛋餅加洋蔥和辣椒
午　餐：茄子料理※／蒸肉卷加橄欖油和檸檬／飲料／甜點（可有可無）
晚　餐：烤蝦、香菇、豌豆拌米飯※／青菜沙拉／溫熱的飲料

◎第九天

提神物：恢復性活力的飲料※
早　餐：新鮮的水果／麥片和醬果拌豆漿（可有可無）

午　餐：豆腐、番茄醬拌麵※／香油醋拌沙拉／飲料／甜點（可有可無）

晚　餐：燉tilapia／青菜炒蒜頭※／加糖之清涼果汁飲料／溫熱的飲料

◎第十天

提神物：恢復性活力的飲料※

早　餐：提升活力的飲料※／烘燕麥粥加豆漿、葡萄乾、香料（可有可無）

午　餐：活力沙拉※／飲料／甜點（可有可無）

晚　餐：浸豆腐※／蒸青菜／溫熱的飲料

◎第十一天

提神物：恢復性活力的飲料※

早　餐：葡萄柚汁／五穀小鬆餅加蘋果奶油（可有可無）

午　餐：鮪魚片／海菜沙拉※／飲料／甜點（可有可無）

晚　餐：烤火雞雞胸肉／加藥草的米飯／花椰菜拌檸檬／溫熱的飲料

◎第十二天

提神物：恢復性活力的飲料※
早　餐：潔淨代謝的飲料※／梅乾加五穀小鬆餅
午　餐：瑞士比薩※／青菜沙拉拼盤／飲料／甜點（可有可無）
晚　餐：茴香、番茄、紫蘇醬※／雛豆拌熱番茄醬※／米飯沙拉／溫熱的飲料

◎第十三天

提神物：恢復性活力的飲料※
早　餐：水果攪拌拼盤※／烘小鬆餅加蘋果奶油（可有可無）
午　餐：扁豆沙拉加核桃麵包※／加糖之清涼果汁飲料／飲料
晚　餐：燉鱈魚加番茄、大蒜和香菜／炒青菜／調味過的米飯／溫熱的飲料

◎第十四天

提神物：恢復性活力的飲料※

早　餐：提升活力的飲料※／不加蛋的涼拌豆腐、五穀麵包和杏仁奶油（可有可無）

午　餐：蔬菜豆類湯／五穀麵包／飲料／甜點（可有可無）

晚　餐：米飯上加少量甜酒※／小黃瓜沙拉※／溫熱的飲料

◎第十五天

提神物：恢復性活力的飲料※

早　餐：水果攪拌拼盤※／蛋白蛋餅加香菇和豆腐※（可有可無）

午　餐：湯（依妳喜好）／蔬菜沙拉加五穀卷／飲料／甜點（可有可無）

晚　餐：烤魚加新鮮藥草／炒芽甘藍※／溫熱的飲料

◎第十六天

提神物：恢復性活力的飲料※

早　餐：蘋果蔬菜綜合果汁※／小胡瓜麵包（可有可無）

午　餐：涼麵沙拉加番茄、豆腐和紫蘇※／活力沙拉※／飲料／甜點（可

有可無）

晚　餐：蛋白漢堡／烤蔬菜／鳳梨切片

◎第十七天

提神物：恢復性活力的飲料※

早　餐：水果或果汁／豆漿加燕麥、乾果、堅果和黑糖（可有可無）

午　餐：傳統雞肉沙拉或豆腐雞肉沙拉※加五穀麵包／飲料／甜點（可有可無）

晚　餐：咖哩豆腐／炒青菜加薑／新鮮水果／溫熱的飲料

◎第十八天

提神物：恢復性活力的飲料※

早　餐：烘燕麥加豆漿和香蕉（可有可無）

午　餐：花園漢堡※／菊萵苣沙拉／飲料／甜點（可有可無）

晚　餐：蝦肉、雞肉串烤加青菜※／加藥草的米飯／溫熱的飲料

◎第十九天

提神物：恢復性活力的飲料※

早　餐：蘋果汁／烘五穀麵包加蘋果奶油（可有可無）

午　餐：五穀三明治夾洋蔥和番茄／青菜湯※／飲料／甜點（可有可無）

晚　餐：山泉水※／炒青菜※／溫熱的飲料

◎第二十天

提神物：恢復性活力的飲料※

早　餐：提升活力的飲料※／麥片加醬果

午　餐：蒸肉丸沙拉※／燙青菜※／飲料／甜點（可有可無）

晚　餐：迷迭香雞肉／青菜沙拉／魯肉飯／溫熱的飲料

◎第二十一天

提神物：恢復性活力的飲料※

早　餐：平衡荷爾蒙的飲料※／五穀小鬆餅加果醬（可有可無）

早　餐：平衡荷爾蒙的飲料※／五穀小鬆餅加果醬（可有可無）

午　餐：青菜炒飯／飲料／甜點（可有可無）

晚　餐：烤鮪魚排加韭菜／芝麻子炒青菜※／溫熱的飲料

◎推薦的飲料

1. 綠茶　2. 藥草茶　3. 新鮮果菜汁

4. 水　5. 豆漿　6. 米漿

7. 咖啡代替品　8. 有機咖啡　9. 不含荷爾蒙的牛奶

呼吸和運動計畫

注意事項：運動時，配合橫膈膜呼吸法是需要一段時間的。剛開始練習此呼吸法時運動課程維持在階段一即可，當妳進入階段二時，開始練習代謝呼吸法。當妳已經很熟練代謝呼吸法時，才應該進入階段三的運動（如表四）。

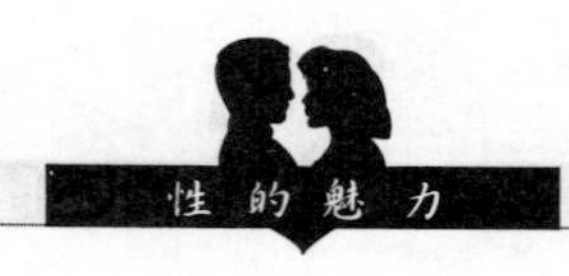

表四　運動的順序（十五分鐘到二十五分鐘）

	階段一	階段二	階段三
1	掃描身體的技巧	掃描身體的技巧	掃描身體的技巧
2	天空呼吸法	臀部畫圈圈運動	臀部畫圈圈運動
3	風車似運動	貓踞運動加轉身	貓踞運動加轉身
4	貓踞運動加轉身	伐木運動	伐木運動
5	龜伏運動	馬步運動	馬步運動
6	伐木運動	蹲踞運動	蹲踞運動
7	臀部畫圈圈運動	伏地運動	伏地運動
8	單腳抬腿運動	雙腳抬腿運動	雙腳抬腿運動
9	放鬆臀部的運動	踏腳運動	雙腿畫圓運動
10	扭轉運動	放鬆臀部的運動	伸展運動
11	搖擺運動	扭轉運動	伸展搖擺運動（二）
12	挺腰運動（一）	挺腰運動（二）	挺腰運動（二）
13	身體掃描	身體掃描	身體掃描

注意事項：這些是起步的基本程序。妳可能有比較喜愛的個別運動。這些程序面面俱到，能使身體各部分都活動到。剛開始希望妳能熟悉每項動作，然後妳可以做適度的調整，動出自己的風格與活力來。

起步階段

每天練習十分鐘的橫膈膜呼吸法，然後將它慢慢地融入妳的日常生活中；妳可以使用計時器或呼叫器來協助妳計時。三個星期內，妳將會習慣成自然地適應這種呼吸法。

當妳已能適應橫膈膜呼吸法時，可以與運動相互配合，然後繼續練習代謝呼吸法。

有彈性的運動

1.早上練習五分鐘的交替式鼻孔呼吸法，傍晚也練習五分鐘。

2.當妳已熟練代謝呼吸法時，試著在運動前做下列每個練習十五秒到三十秒（一定要空腹）。

吃出活力來的食譜或處方

注意事項：在所有的食譜中，妳可以有彈性的使用代替品—舉例來說，以葡萄柚汁代替檸檬汁。為了方便，妳可以使用預先調理過的豆子和冷凍果菜來替換新鮮食物，但就是不能使用罐頭食品。大多數的菜在超市和餐廳都買得到。我要強調的是儘量照食譜的形式來準備妳的飲食，多吃健康食品。

◎第一天

恢復性活力的飲料

1大杯檸檬汁（或2小杯）

4～6盎斯的礦泉水（室溫）

1～2茶匙的蜂蜜或天然糖漿

1.混合這些成分並且飲用。

2.彈性選擇：可用一半量的檸檬汁加一撮小辣椒。

潔淨代謝功能的果汁

1/2中量杯的葡萄柚汁
1中量杯的柳橙汁
1茶匙的檸檬汁
1/4杯（咖啡杯）的冷凍藍莓或1條香蕉
在調和器裡混合這些成分約十五秒，然後再享用。

亞麻子麥粥加豆漿

1/3杯（咖啡杯）的燕麥片
1杯（咖啡杯）的豆漿
1茶匙的磨碎亞麻子
1/3杯（咖啡杯）的醬果或切過的水果

1. 把燕麥放在溫熱的鐵平底鍋裡，以中火加以翻炒直到顏色變成金咖啡色。

2. 把燕麥倒到中量的深金屬鍋中，加入豆漿，用大火把它們煮到沸騰即可。

3. 把火降到低火。把蓋子蓋上，繼續煮二～五分鐘。

4. 加入亞麻子，讓它燜三分鐘。

5. 加入水果，即可食用。

蒸青菜大雜燴

2 磅的俄國甘藍

2 磅的collards

2 磅的瑞士甜菜

1 茶匙的橄欖油

3～4瓣的蒜頭，切碎的
1條青蔥，切過
1/2杯（咖啡杯）水

1. 清洗所有的青菜。不要烘乾，切細一點。
2. 用中火熱大的平底鍋或一般鍋。
3. 加油炒蒜頭和青蔥。
4. 加入青菜，並且加以攪勻，翻炒。要加適量的水，以免菜黏住鍋底，鍋蓋蓋上，用小火煮三～五分鐘，直到青菜變軟。
5. 關掉瓦斯，燜五分鐘，再享用。

◎第二天

平衡荷爾蒙的飲料

1杯（咖啡杯）香草豆漿

1～2茶匙黃豆粉

1/2條冷凍香蕉

在調和器中攪拌這些成分約十五秒，冷飲較佳。

稀飯加豆漿（可改燕麥加豆漿）

1杯（咖啡杯）煮過的米飯

1/4～1/3茶匙肉桂

1杯（咖啡杯）的豆漿

1茶匙的蜂蜜或楓葉糖漿

1/4杯（咖啡杯）的薑（可有可無）

1. 把米飯、肉桂、薑和豆漿放在小鍋裡攪勻。
2. 用小火煮約五分鐘。
3. 加蜂蜜（或楓葉糖漿）然後可飲用。

稻米沙拉

1/2杯（咖啡杯）胚芽米加1/4杯白米飯
2杯包好的蔬菜菜汁
1～2杯切好的菠菜或甘藍
2把青蔥
1. 煮米飯，加入菜汁。
2. 加入青菜和青蔥，再煮十五分鐘，立即食用。

烤米飯

1杯糙米（咖啡杯）
2杯水或素食菜汁（咖啡杯）
1撮海鹽（可有可無）
1. 把糙米放在平底鍋以高溫加熱，直到米粒變成淺咖啡色。

2. 加水或菜汁和海鹽，煮到沸騰，再把鍋蓋蓋上。
3. 把火降到中火，慢慢煮直到水被米飯吸收掉。
4. 把火關掉，讓它焖五～十分鐘，蓋子蓋好。
5. 打開鍋蓋，即可食用。

◎第三天

新鮮水果盤

1/2 粒鳳梨，切好成方塊
1 條香蕉
1/4 杯葛羅納

把水果切成小塊，加上配料，即可食用。

葛羅納

4～5杯的燕麥（咖啡杯）

1/4 杯切好的核桃

1 杯甜料（蜂蜜、楓葉糖漿）

1/4 杯的向日葵子

1/2 杯棗子

2 杯匙的亞麻子（可有可無）

1. 預先加熱烤爐到300度。
2. 混合所有的配料，然後放在烤盤上，推入烤爐。
3. 烤到金黃色即可，每五分鐘攪拌一次，讓它冷卻。
4. 放在真空罐裡，再送入冰箱。

烤燕麥

1/2 杯（咖啡杯）乾燕麥

1 杯（咖啡杯）水或牛奶

1小撮薑（可有可無）

蜂蜜、楓葉糖漿、酥油（可有可無）

1. 把燕麥放在溫熱的鐵煎鍋裡，用中火烤直到它變成金咖啡色。
2. 把燕麥倒入中量深金屬鍋裡，加入牛奶或水，煮到沸騰。
3. 降到小火，加入薑和肉桂，再煮五～十分鐘。關掉火之後，加入蜂蜜等即可食用。

美式比薩

半個切好的洋蔥

2～3瓣蒜頭

1茶匙茴香子

1茶匙橄欖油

1杯（咖啡杯）切好的香菇

1/2杯切好的茄子

1/2杯切好的小胡瓜

$1\frac{1}{2}$杯的番茄醬

1/2～1杯的方塊豆腐

8～10盎斯的麵食

1. 預熱烤爐到375度。
2. 用橄欖油炒洋蔥、蒜頭、茴香子，然後放在旁邊。
3. 將其他配料混合好（除了麵食之外），放入中量的深鍋裡，慢火煮十五～二十分鐘。
4. 用另外的鍋子煮麵食，然後撈起來放在烘盤中。
5. 在上面加蔬菜，再烘烤二十五分鐘。

活力沙拉

3杯重的萵苣

1~2個有機番茄，切成一片片

1條紅蘿蔔，切片切好

1條小黃瓜，切片切好

將配料調勻，加上以下的調味，即可食用。

橄欖油／蔥的調味：

1茶匙橄欖油

2瓣蒜頭，切成碎片

1/2杯檸檬汁

1小撮小辣椒（可有可無）

將這些配料攪勻，放入罐瓶中。

◎第四天

提升活力的飲料

4條大紅蘿蔔
1大條甜菜
2柄芹菜
10枝香菜
2片甘藍葉
1杯檸檬汁

1.把紅蘿蔔、甜菜、芹菜、香菜、甘藍葉放入果汁機裡打成汁。
2.加入檸檬汁，混合後，即可食用。

素食開胃菜

1磅豆腐（方塊）

1～2茶匙咖哩粉
1～2小匙的芥茉
少許蛋白粉（可有可無）
1個青椒，切好的
1把青蔥，切好的

1.在裝食物的器皿裡，加入豆腐、咖哩粉、芥茉、蛋白粉，充分混合十秒鐘。
2.再加入青椒和青蔥，用手混合，即可食用。

◎第五天

麵食

2～3杯（咖啡杯）紫蘇葉，洗好了，水滴弄乾
3/4杯（咖啡杯）橄欖油

1茶匙的細海鹽
1小匙的檸檬汁
1/2杯切碎的起司
現磨的黑椒少許
1/4杯（咖啡杯）烤過的堅果
1. 除了堅果外，混合其他的配料，攪拌約十五秒。
2. 加入堅果，以木匙攪合。
3. 冰涼過再食用為佳。

礦物山

1夸脫的水（約250c.c.）
1杯（咖啡杯）方塊豆腐
1條紅蘿蔔，切好的

1～2小匙的味噌配料
羅望子(可有可無)
1把撕碎的青蔥
1.在深鍋裡，混合配料，除了味噌和羅望子。
2.煮到沸騰，再燜十分鐘。
3.用別的杯子放味噌，加入深鍋的湯1/4～1/2杯，使杯子的味噌溶解，攪拌約五分鐘。
4.把味噌湯加入深鍋中。
5.再加入羅望子，即可食用。

小胡瓜盅

4條小胡瓜
1小匙的橄欖油

1個小洋蔥，切好的
1個雞蛋或2個也可以，打好的
1杯（咖啡杯）切好的豆腐
1茶匙小辣椒
1茶匙粗海鹽
少許的荳蔻
1/2杯麵包屑
1/4茶匙的甜辣椒

1. 預熱烤爐到350度。
2. 縱長地切小胡瓜，將裡面的子挖清再切。把它放入中型碗裡。
3. 煎鍋裡，熱橄欖油，炒洋蔥直到它變軟，然後把它放進碗裡，加入小胡瓜子。
4. 在同一個煎鍋，在鍋子兩邊炒小胡瓜，保持中火，直到它變成淡咖啡色。

5.加入豆腐、小辣椒、荳蔻、海鹽、麵包屑到洋蔥裡充分混合。

6.把這些填塞物分成八小糰塞入小胡瓜。

7.把甜辣椒灑在上面。

8.烘烤二十～二十五分鐘即可食用。

◎第六天

香蕉豆漿奶昔

1～2條冰過的香蕉

1/2杯（咖啡杯）有機草莓或其他當季的醬果

2杯香草豆漿

把配料放入器皿內充分混合，即可食用。

甜水果沙拉

1/2杯（咖啡杯）鳳梨切片
1/2杯（咖啡杯）藍莓
1條切好的香蕉
1大匙蜂蜜
3大匙切好潔白的杏核
在碗裡混合這些水果，加入蜂蜜和杏核於上方。

蔬菜豆腐派

2～3大匙水
2粒大番茄，切片切好
2條小胡瓜，切成方塊
1杯切好片的香菇

1/2～1杯方塊的豆腐
1粒洋蔥，切成細片
2～3瓣蒜頭，切碎
3個蛋白
1杯菜汁和1杯切好的香菇
半杯生糙米
1～2杯煮好的豆類（埃及豆）
1茶匙的紫蘇
1茶匙的橄欖油

1. 預熱烤爐到350度。
2. 把水放在深鍋裡，煮到沸騰，再加入番茄、小胡瓜、香菇、豆腐、洋蔥和大蒜頭。蒸大約五分鐘，不要蓋鍋蓋。
3. 在另外一個深鍋裡，倒入菜汁，煮到沸騰。再加入糙米，煮到沸騰，然後改用小火，直到水分完全被吸收。

4. 把蛋白、小辣椒、豆類加入米飯中。把盤子先塗好橄欖油，倒蓋在鍋子上，將鍋子倒立，盤子在下。

5. 米飯上面加點豆腐和蔬菜的配料，再烘培二十～二十五分鐘，即可食用。

平衡甲狀腺的湯

4杯（咖啡杯）的水

6吋（一片一片）的大海藻

2條紅蘿蔔，切成細絲

1杯（咖啡杯）甘藍菜切成細絲

味噌

羅望子（可有可無）

1. 在一深鍋裡，除了味噌和羅望子外，混合其他的配料。

2.把鍋裡的東西煮到沸騰，然後再慢火煮十分鐘。

3.拿另外一個杯子來，放入味噌，加入1/4~1/2杯容量的鍋湯來溶解味噌，約五分鐘。

4.關掉深鍋的火，加入味噌，讓它燜五分鐘。

5.加入羅望子，即可食用。

◎第七天

消除疲勞的飲料

7枝香菜

1個小黃瓜

1個大甜菜

4個大紅蘿蔔

1/2~1杯檸檬汁

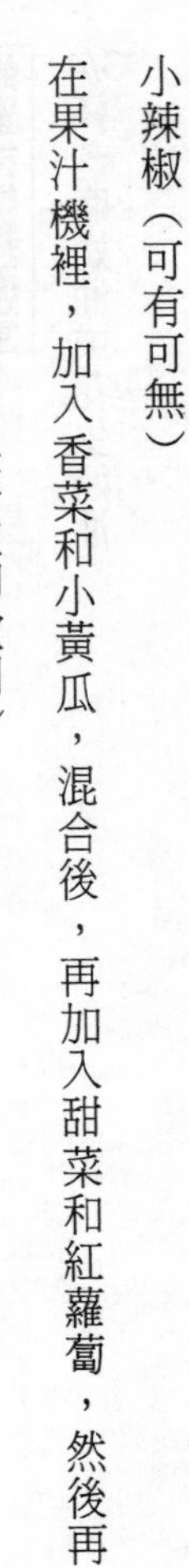

小辣椒（可有可無）

在果汁機裡，加入香菜和小黃瓜，混合後，再加入甜菜和紅蘿蔔，然後再加入檸檬汁，即可飲用（要立即飲用）。

扁豆湯

1磅的乾扁豆

7～8杯（咖啡杯）的水

6～8瓣的蒜頭，切成碎片

1個中型的洋蔥，切好的

2枝芹菜，切好的

2個紅蘿蔔，切好的

1大匙的Pesto（參照第五天的食譜）（可有可無）

8盎斯的番茄醬或2個大番茄在料理機裡擠壓成汁

海鹽
現磨的黑胡椒
糙米醋

1. 洗淨扁豆，把水弄乾。
2. 把水放到鍋子，煮到沸騰。
3. 加入蒜頭、洋蔥、芹菜和紅蘿蔔。
4. 如果喜歡的話，可加入番茄。
5. 把火降到慢火煮到扁豆變軟，約一小時。
6. 灑些糙米醋於湯裡，再加些黑胡椒。
7. 搭配脆麵包飲用，風味更佳。

蜂蜜檸檬拌蘆筍

3/4杯芝麻奶油或花生奶油

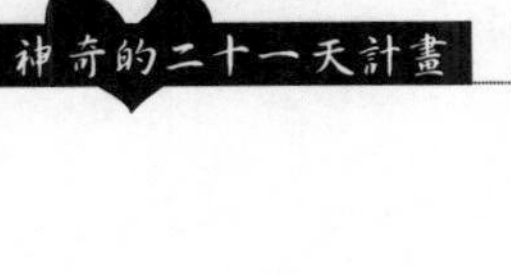

6　大匙的檸檬汁
1　大匙的蜂蜜
2　大匙切碎的蒜頭
3/4　杯或更多的水
1/2　茶匙的細海鹽
1　小撮的小辣椒
新鮮的香菜（可有可無）
$1\frac{1}{4}$　磅的新鮮蘆筍
1　茶匙的橄欖油

1. 預熱烤爐到350度。
2. 把芝麻奶油或花生奶油、檸檬汁、蜂蜜、切碎的蒜頭放入料理機裡，加入水、海鹽、小辣椒和香菜加以混合。
3. 把蘆筍硬的兩端切掉，放入烘盤上，加些橄欖油。

4. 用湯匙將酌料澆於蘆筍上，烘培十五分鐘，直到蘆筍變軟。

◎第八天

茄子料理

3個中型茄子
1大匙橄欖油
1個小洋蔥，切好的
8盎斯切好的香菇
2杯（咖啡杯）煮過的糙米
1大匙的Pesto（參照第五天）
1杯番茄醬和半杯起司或方塊豆腐
1茶匙細海鹽
些許百里香

現磨的黑胡椒

4大瓣蒜頭，切成碎片

1把新鮮的香菜

1.把烤爐預熱到350度。

2.縱長切茄子，約原本長度的1/2，把裡面掏空，留下1/8吋的外皮，內切切1/2吋方塊。

3.在煎鍋裡熱橄欖油，炒洋蔥和香菇直到它們變軟。加入米飯、起司或豆腐、番茄醬、海鹽、黑胡椒和百里香，煮三分鐘。

4.加入切碎的蒜頭和香菜。

5.把配料分成六小份，塞入茄子皮裡。

6.烘烤三十分鐘。

烤蝦、香菇、豌豆拌米飯

2 大匙橄欖油或芝麻油
3 磅清洗過的蝦子
3 瓣切碎的蒜頭
1 磅的香菇
1/2 磅的豌豆
1 茶匙的羅望子（可有可無）
2 杯煮過的米飯

1. 在大煎鍋裡熱油，炒蝦子三～五分鐘，然後把蝦子移到旁邊的盤子。
2. 加入蒜頭於煎鍋中，炒到淡咖啡色。
3. 加入香菇和豌豆，大約炒三分鐘。
4. 加入蝦子，稍微炒一下。
5. 羅望子可加入，再把這些配料放在米飯上。

◎第九天

豆腐、番茄醬拌麵

3 磅番茄
1 大匙橄欖油
2 大瓣蒜頭
1/2 大匙的Pesto（參閱第五天的食譜）
2 杯方塊的豆腐
1 磅的麵食

1. 在料理機裡榨番茄汁，倒入一鍋子裡。
2. 在煎鍋裡熱油，加入蒜頭，炒到它變軟。
3. 把蒜頭加入番茄汁裡，再加入Pesto 煮個半小時，等到番茄汁變濃稠。
4. 續煮二十分鐘時，加入豆腐。

5. 把鍋湯及配料倒入已熟的麵食上，即可食用。

青菜炒蒜頭

2磅的葉類蔬菜，像菠菜、甘藍菜等
2大匙的橄欖油或芝麻油
5大瓣蒜頭，切好的
1枝韭菜，切好的
1大匙芝麻子
1/2茶匙的羅望子

1. 清洗所有的蔬菜，如果使用菠菜和甘藍菜，要把莖切掉。
2. 在大煎鍋裡用小火熱油，但不要讓油冒煙。加入蒜頭和韭菜，炒到蒜頭變成淡咖啡色。
3. 把青菜加入，快炒三分鐘，再加入芝麻子，快炒一分鐘或直到芝麻子變軟。

4.火關掉，加入羅望子，蓋兩分鐘，即可食用。

◎第十天

活力沙拉

1杯（咖啡杯）保加利亞的小麥，清洗過

$1\frac{3}{4}$杯（咖啡杯）開水

1/4杯檸檬汁

1/4杯橄欖油

2大瓣切碎的蒜頭

1/4茶匙的小辣椒

海鹽

2個成熟的大番茄

1 個切好的大型小黃瓜
4 個切好的嫩洋蔥
1/3 杯義大利香菜
10 片切好的薄荷葉（可有可無）

1. 在大碗混合小麥和水，加熱約十分鐘，直到小麥變軟。
2. 把水倒掉。
3. 加入檸檬汁、橄欖油、蒜頭、小辣椒和海鹽。
4. 放入冰箱至少一小時，再加入其他的配料，即可食用。

浸豆腐

1 磅的豆腐
1 大匙的羅望子或醬油
1 茶匙的 mirin

3個嫩洋蔥，切好的
1瓣大蒜頭
1大匙的芝麻油
1大匙芝麻子

1.切豆腐成4小塊時，放入深鍋裡。
2.加入羅望子、嫩洋蔥、蒜頭浸半小時。
3.把豆腐拿出來，讓泡料滴盡。
4.在煎鍋裡熱油，加入豆腐煎五分鐘。
5.把浸料煮到沸騰，然後慢火煮一～三分鐘使其變濃稠。
6.把濃汁倒在豆腐上，灑些芝麻子，即可食用。

◎第十一天

海菜沙拉

1杯（咖啡杯）乾海菜

1/2杯切好的紅蘿蔔

3粒嫩洋蔥

1/2磅的方塊豆腐

$1\frac{1}{2}$杯乾海帶

調味料：

1/2杯羅望子

1/2杯辣油

1/2杯糙米醋

1/2杯滷汁

1. 洗淨海菜和海帶，然後把它放入水中浸半小時，再把水倒掉。

2. 煮4夸脫的水，直到沸騰，加入海菜。

3. 用小火煮大約三十分鐘，直到海菜變軟。

4. 把海帶撈起來，待它冷卻。
5. 同時做調味料。
6. 加入紅蘿蔔、嫩洋蔥、豆腐、芝麻子，讓海菜和它們充分攪拌。
7. 放三十分鐘入味，即可食用。

◎第十二天

瑞士比薩

比薩卷皮
玉米粒
2 磅瑞士甜菜
1 大匙橄欖油
2 瓣切碎的蒜頭
1/4 杯（咖啡杯）起司（可有可無）

20個橄欖
1/4杯切碎的義大利起司（mozzarella）
1. 預熱烤爐到375度。
2. 把比薩皮放進烘盤裡，要先上油，灑些玉米粒。
3. 洗瑞士甜菜，讓它浸溼。
4. 在煎鍋裡熱油，炒蒜頭直到它變成淺咖啡色。
5. 加入橄欖和義大利起司，再烤四十分鐘，即可食用。

茴香、番茄、紫蘇醬

3磅成熟的番茄
1茶匙橄欖油
1茶匙切碎的蒜頭
1茶匙茴香子

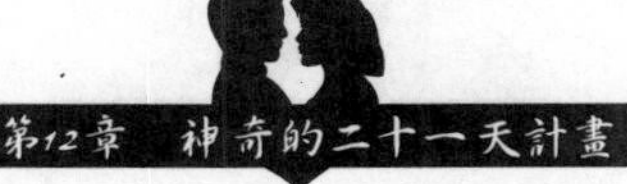

1大匙的Pesto（參照第五天的食譜）或是1把紫蘇葉

2條小辣椒（可有可無）

1.在料理機裡切番茄。

2.在煎鍋裡先熱油，炒蒜頭和茴香，直到蒜頭變成淺咖啡色。把這些配料加入番茄裡。

3.再加入紫蘇、小辣椒和Pesto。

4.小火燉三十～四十分鐘即可。

雞豆拌熱番茄醬

2杯（咖啡杯）乾雞豆

6杯（咖啡杯）水（待會兒要煮開）

1夸脫的番茄醬

1.把雞豆浸水，時間要隔夜。

2. 把雛豆撈起來，加入6杯新鮮的水，然後煮到沸騰，再慢火煮三小時，直到雛豆變軟。

3. 再把雛豆撈出來，加入番茄醬，用慢火煮二十分鐘。

4. 關掉瓦斯後，蓋上蓋子再悶十五分鐘，然後即可食用。

◎第十三天

水果攪拌拼盤

1條冰香蕉

2粒橘子

1杯（咖啡杯）有機草莓或其他漿果

1杯（咖啡杯）香草豆漿

1大匙蛋白粉（可有可無）

1. 在器皿中攪拌所有的配料

2.放入攪拌機裡快速攪拌二十秒，即可食用。

扁豆沙拉

4杯（咖啡杯）水

2杯乾扁豆（洗過）

1片月桂樹葉

3/4杯切成小方塊的紅洋蔥

1瓣切碎的蒜頭

1/2杯切成小方塊的紅蘿蔔

1/2杯任何一種蔬菜

6吋條狀海菜

1.在4夸脫的鍋裡，加入水、扁豆和月桂樹葉。蓋上蓋子，加熱到沸騰。

2.十分鐘後，加入洋蔥、蒜頭、紅蘿蔔、切好的蔬菜和海菜。

3. 把蓋子掀起，繼續煮，直到扁豆變軟，約二十～四十五分鐘。

調味醬

1/2 杯橄欖油
2 大匙的檸檬汁或醋
$1\frac{1}{2}$ 茶匙芥茉
2 瓣切碎的蒜頭

1. 把所有的配料放進罐子裡，充分混合。
2. 使用前，先放一小時入味。
3. 沒使用調味醬要冷藏。
4. 把調味醬放在沙拉上，配合核桃麵包一起吃。

◎第十四天

不加蛋的涼拌豆腐

1 磅的低脂豆腐
2 大匙芝麻醬
4 大匙的蛋白粉（可有可無）
2 大匙切好的洋蔥
1/2 個切好的青椒（可有可無）
1/2 茶匙的小辣椒
1/2 茶匙的蒜頭粉或2瓣現切的蒜頭
1/4 茶匙的咖哩粉
1 大匙芥茉
1 枝切好的芹菜

用叉子攪碎豆腐，加上其他的配料，用手攪拌，即可食用。

米飯加微量甜酒

1茶匙的橄欖油
5瓣蒜頭
1大匙的茴香子
1個大洋蔥
2杯（咖啡杯）的香菇（可有可無）
3個中型小胡瓜，切成方塊
2個切好的辣椒
1個茄子，切成方塊
2杯（咖啡杯）番茄醬（參照第九天的食譜）
8條切好的秋葵

1. 在大煎鍋裡熱油，炒蒜頭、茴香、洋蔥和香菇。
2. 在大鍋裡，放入小胡瓜、辣椒、茄子和秋葵，蓋上蓋子，用中火煮十五分鐘。
3. 加入番茄醬和炒過的蔬菜，再煮二十五分鐘。
4. 把火關掉，燜十五分鐘，即可食用。

小黃瓜沙拉

3條小黃瓜，削好皮並且切成方塊
3大匙油
1大匙醋
1瓣蒜頭

1. 把小黃瓜放入大碗裡。
2. 混合其他的配料加以攪拌，待三十分鐘入味，即可食用。

◎第十五天

蛋白蛋餅加香菇和豆腐

1 顆蛋
5 顆蛋白
1 大匙橄欖油
1 個青椒，切成細絲（可有可無）
1 個小胡瓜
1/2 杯（咖啡杯）切好的香菇
1/4 杯切成方塊的豆腐
3 個嫩洋蔥（可有可無）

1. 在碗裡混合蛋和蛋白，用叉子攪拌。
2. 在煎鍋裡熱油，炒其他配料。

3.加入蛋，蓋上蓋子，用小火煮約十分鐘。

4.關掉火，把蛋餅拿出來，即可食用。

炒芽甘藍

2杯（咖啡杯）芽甘藍，洗淨過

1茶匙的橄欖油

2瓣切碎的蒜頭

1茶匙茴香子

些許羅望子

1.蒸這些芽甘藍五分鐘。

2.在煎鍋裡熱油，炒蒜頭和茴香子，直到蒜頭變淺咖啡色。

3.加入芽甘藍和羅望子，蓋上蓋子，中火煮五分鐘。

◎第十六天

蘋果蔬菜綜合果汁

4～5條紅蘿蔔
1粒蘋果
1枝芹菜
把這些配料放入果菜機攪拌，即可飲用。

小胡瓜麵包

3杯（咖啡杯）麵粉
2茶匙肉桂
2茶匙酸粉
1茶匙烘焙蘇打
3杯（咖啡杯）磨碎的小胡瓜
3個攪拌過的蛋

1/2 杯粗糖
1/7 杯菜油
1 杯核桃

1. 預熱烤爐至325度。
2. 在碗裡混合麵粉、肉桂、酸粉、烘培蘇打。
3. 在大碗裡混合小胡瓜、蛋、粗糖和菜油，用叉子充分攪勻。
4. 加入麵粉混合物，再加入核桃，充分拌勻。
5. 把大碗裡的配料倒入鍋子裡，烤一個鐘頭。

涼麵沙拉加番茄、豆腐和紫蘇

1/2 磅涼麵
2 瓣切碎的蒜頭
1/2 磅方塊硬豆腐

3～4個番茄，切成方塊
2大匙橄欖油
些許黑胡椒

1. 準備好涼麵。
2. 燙過涼麵後，在大碗裡混合蒜頭、豆腐、紫蘇、番茄和橄欖油。可加入黑胡椒。
3. 將涼麵與配料充分拌勻，然後放入冰箱。

◎第十七天

豆腐雞肉沙拉

1磅低脂豆腐
2大匙芝麻醬
4大匙營養酵母

2大匙切好的洋蔥
1/2茶匙小辣椒
1/4茶匙蒜頭粉或現切的2瓣蒜頭
1/4茶匙芹菜子
1茶匙烤肉醬或羅望子（可有可無）
1枝芹菜，切好的
1～3大匙礦泉水（可有可無）

1. 把豆腐放入碗裡，用叉子拌碎。
2. 加入其他的配料，充分攪拌，若覺得太乾可加些許泉水。

薑炒青菜

1磅青菜，像是甘藍菜或菠菜
1大匙熱芝麻油

5片鮮嫩的薑
1枝韭菜
1.將青菜清洗一番，不需要烘乾。
2.在鍋裡熱油，加入薑、韭菜，炒到淺咖啡色。
3.放入青菜，加以炒勻，用小火炒約五～十分鐘。

◎第十八天

花園漢堡

1磅豆腐
2大匙橄欖油
1個大洋蔥
1瓣大蒜頭
1茶匙佐料cumin（香料）
1杯（咖啡杯）番茄醬

1 茶匙粗海鹽
1/2 杯杏仁粉或杏核
1 杯白麥麵包碎屑

1. 預熱烤爐到350度。
2. 在大碗裡攪碎豆腐。
3. 在煎鍋裡熱油，加入洋蔥、蒜頭、香料，炒到淺咖啡色。
4. 加入番茄醬和海鹽，用慢火煮五~十分鐘。
5. 加入豆腐，充分混合。
6. 加入杏核，充分攪勻。
7. 涼拌麵包屑，使它變成小餡餅，厚度為2/3吋，直徑為1/2吋。
8. 放入烤爐裡，烘焙十分鐘，直到它變脆酥。

蝦肉、雞肉串烤加蔬菜

1 磅生蝦
1 磅去骨去皮的雞胸肉
1 條小胡瓜，切片，1/2 吋一片
1 個香菇
1 個青椒，切片，1 吋一片
1 個紅椒，切片，1 吋一片
1 條黃葫蘆，切成 1/2 吋一片
預先準備浸汁：
1/4 杯（咖啡杯）橄欖油
1/8 杯（咖啡杯）醋
1 瓣切碎的蒜頭
1. 將浸汁配料混合，倒入兩個碗裡。

2. 清洗，剝殼蝦子。切雞肉，3/4吋一片。
3. 一個碗浸蝦子，另外一個碗浸雞肉。
4. 把蔬菜用串籤串起來，加上蝦肉與雞肉。
5. 開始烘烤。

◎第十九天

青菜湯

2條切片的馬鈴薯
4條切片的紅蘿蔔
4枝切好的芹菜
5瓣切碎的蒜頭
2把韭菜
2杯（咖啡杯）切好的青菜（豌豆、花椰菜）

3片大月桂樹葉

些許香菜

2杯番茄醬（參照第九天的食譜；可有可無）

5杯（咖啡杯）水

1.在大鍋裡混合所有的配料，煮到沸騰。

2.煮到湯滾時，把火轉小，慢煮一小時。

3.關掉瓦斯，放置半小時。

4.等湯涼後，放入冰箱，在冷藏室可放兩天，若放在冷凍室，可放六星期。

炒青菜

1大匙芝麻油

1大匙細切的薑

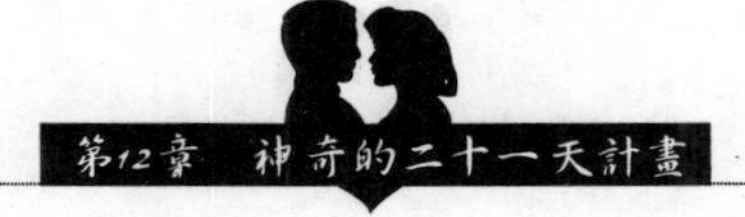

1把切好的韭菜
1包方塊的豆乾（類似甜不辣）
2條切好的紅蘿蔔
4杯（咖啡杯）洗過的蔬菜，將它們切好（如花椰菜、甘藍菜、瑞士甜菜）
些許羅望子和小辣椒

1. 在大煎鍋裡熱油，炒韭菜和薑。
2. 把火關小一點，加入小辣椒和豆乾，炒到豆乾變軟。
3. 再加入紅蘿蔔和青菜，炒一炒。
4. 用中火烹調，加薑，直到青菜變軟。
5. 放些羅望子，即可食用。

◎第二十天

復原沙拉

1杯庫斯庫斯（咖啡杯）（註：庫斯庫斯為北非的一種穀類作物）
2杯（咖啡杯）開水或調味菜汁
3大匙橄欖油
1瓣切碎的蒜頭
3個切好的嫩洋蔥
2條切好的紅蘿蔔
1/2杯（咖啡杯）冷凍豌豆
2杯（咖啡杯）切好的蘆筍

1. 把庫斯庫斯放到碗裡，加入開水和菜汁加以攪拌。蓋上蓋子，浸十分鐘。
2. 同時在鍋裡以熱油炒蒜頭和嫩洋蔥，再加入蔬菜，炒到蔬菜變軟。
3. 把蔬菜放在庫斯庫斯上面，即可食用。

◎第二十一天

芝麻子炒青菜

1磅青菜，像是瑞士甜菜、甘藍菜、花椰菜等
1大匙熱芝麻油
5片新鮮的薑
2瓣切碎的蒜頭
3個切好的嫩洋蔥
1大匙烘烤過的芝麻子
些許羅望子

1. 清洗所有的青菜。
2. 在煎鍋裡熱油，炒薑、蒜頭和嫩洋蔥。
3. 加入青菜，炒到青菜變軟。

4. 加入芝麻子和羅望子，加以攪勻。關掉瓦斯後，放三分鐘，即可食用。

吃出活力來的食物指引

1. 豆類：黑豆、豆莢、菜豆、黃豆、雛豆（埃及豆）、豌豆瓣、扁豆、**Lima**、**Mung**、**Pinto**。
2. 豆類製品：味噌、豆腐、**Tempeh**。
3. 五穀類：大麥、糙米、小麥、烘過的燕麥、小米、米糕、五穀製薄餅。
4. 水果：香蕉、葡萄柚、黃瓜、檸檬、柳橙、桃子、漿果、無花果、酪梨、杏仁果。
5. 蔬菜：蘆筍、朝鮮薊、甜菜、花椰菜、芽甘藍、甘藍菜、芹菜、小黃瓜、蒲公英葉、菊萵苣、綠豆、捲葉甘藍、韭菜、萵苣葉、蕈類（香菇、蘑菇）、芥菜葉、洋蔥和冬蔥。

6. 堅果和種子：杏仁核、腰果、亞麻子、南瓜子、芝麻、向日葵子、核桃子、胡桃子。

7. 調味品和植物油：各類果醬、蘋果汁發酵而成的醋、大麥芽乳、糙米糖漿、糙米醋、花生醬、坦希尼（Tahini）、芝麻油（壓榨製）、花生油和天然橄欖油。

8. 香料和藥草：紫蘇、肉桂、蒜頭、大蒜、薑、茴香、迷迭香、鬱金粉。

9. 海菜類：石花菜（洋菜）、大海藻、Arame、Dulse、Hijiki、Komby、Nori、Shitake、Wakame。

10. 飲料：綠茶、草茶、庫奇茶（Kukicha）。

常見的精油（不可食用）

1. 紫蘇：最有效的芳香提神物之一。它是用來紓緩由壓力造成的心理疲勞。

2.甘菊：可使身體肌肉鬆弛和鎮定緊張的神經，因而減輕壓力。

3.柏樹：收斂劑的一種，可收縮柔軟組織，並可收縮血管以止血。和杜松油混合後，可使肌肉結實。

4.茉莉：以前都是當作春藥用。它能振奮心情，使人放鬆和激發性慾。

5.杜松油：它的用途可說是應有盡有，其中有一項是當作利尿劑。這裡用來和柏樹油精混合使用，可減緩細胞老化。

6.歐薄荷（薰衣草）：可減緩壓力和有助於減輕頭痛。

7.夾竹桃（Neroli）：這種花粉提煉而成的精油可使細胞再生。洗澡或按摩時可使用它，雖然不便宜，但可使整個人舒舒服服。

8.玫瑰：它的特殊香味可刺激性反應和營造浪漫、挑逗的氣氛。

9.迷迭香：神經系統的刺激物，可提神用。

10.檀香：它用來紓緩身心，減少疲勞和壓力。與其他精油混合使用，效果會更好。

11.怡蘭（Ylang-Tlang）：春藥的一種，有人稱它為花中花，是最有效的催情物之一。

12.鼠尾草油精：有提神作用。

精油的用法

1.滋潤大腿肌膚法：杜松油（沐浴中加入1～2滴）、柏樹油精（沐浴中加入1～2滴）、歐薄荷油（沐浴中加入1～2滴）。它可以紓緩由水腫所造成的細胞老化，使肌膚更加有彈性。

2.紓緩緊張的方法：滴一滴歐薄荷於兩邊的太陽穴，將有助於減緩壓力所造成的頭疼。在枕頭滴幾滴有助於睡眠。

3.去除壓力的方法：在沐浴中加入3滴夾竹桃精油，將有助於減緩緊張和壓力。它和歐薄荷混合使用亦有助於入眠。

4.提振精神的方法：各加入5滴的歐薄荷、迷迭香和紫蘇，將它們混合於30ml精油中。用這混合精油來輕輕按摩太陽穴，有助於提高警覺性和反應能力。

5.培養情趣的方法：以怡蘭當作按摩油精，必須先稀釋。所以加入5滴的怡蘭油精，稀釋成10ml的混合液。在沐浴中加入它，並且加入2～4滴的檀香精油。

6.減緩月經來潮疼痛的方法：4滴歐薄荷、3滴茉莉精油、3滴鼠尾草精，把它們混合於10ml的杏仁油中，輕輕按摩於腹部和下背（背部下方）。

增進魅力的花粉

1.蘆薈：它可用來增進體力和重造創造力。

2. 阿爾卑斯山百合花：它可提升女性活力。

3. 山金車（菊）：心理受過度刺激或身體受創後，它有助於重整體內的能量。

4. 加州野玫瑰：它能使妳克服情感的單滯。

5. 野蘋果（山楂子）：它能紓緩妳害羞的感覺。

6. 復活百合：它可以紓緩由停經期所造成的毒素。

7. 黃昏櫻草花：它有助於兩性互動的親暱。

8. 木槿：它有助於散發女性的魅力。

9. 淑女鞋花：它能減緩性機能的老化，調理女性生理功能。

10. 瑪麗波斯百合：它有助於撫平孩童時代受性虐待的創傷。

11. 牽牛花：它有助於提高活動力。

12. Mountain Pride：它可以增進自信心。

13. 橄欖花：過度疲勞後，它可以補充流失的體力。

14. 粉紅猴花：它可以去除妳的失落感和害羞。

15. 美臉花：它可以增進外在美的韻味。

16. 安妮皇后的蕾絲：它可以使妳的魅力融入靈性層次，宛如仙女下凡，超凡脫俗。它可以整合上方與下方的體內能量中心，血路順暢。

17. 自癒花：它有助於提升個人活力的感覺。

18. 金魚草：它可以增強性慾。

19. 黏人的猴子花：它有助於散發性感與魅力。

20. 西洋蓍草：配合著金車草使用，可在有害的環境中，具有某些程度的防護作用。

花粉的處方

注意事項：因為花粉的處方常常因人而異，並沒有一定的劑量，我這裡只提供一種處方，是我的許多女性朋友成功地使用過的。如果妳想自己來試用另外處方，我建議妳要有一本好的參考書籍。《花粉大全》是一本北美和英國花粉的指引，目的是為了增進情緒與精神上的平靜與健康，作者是卡密斯奇．派翠西亞和卡茲．理查。

增進活力的處方

1盎斯蒸餾水
2滴白蘭地
2滴自癒花粉
2滴木槿花粉
2滴野蘋果花粉

混合後，一天四次，每次在舌下服用2～4滴。避免在服用時間前後十五分鐘內進食。

十種促進新陳代謝的烹飪藥草

1.黑乾胡椒子
2.小荳蔻
3.小紅辣椒
4.肉桂
5.Coriander
6.Cumin
7.茴香
8.大蒜
9.薑

10. 鬱金（作咖哩粉）

調理生理的藥草

1. 貞操樹：它可滋潤黏液薄膜，促進黃體激素的分泌。
2. 蒲公英：它可促進血液和淋巴的循環，使性激素分泌正常。
3. 當歸（所謂女人參）：可使性激素分泌正常。
4. 薑：它可以使代謝功能正常運作。
5. 銀杏：它可以促進大腦的血液循環及末端的血液循環（如手指尖、乳頭等）。
6. 甘草：它包含動情素醇和異黃素，這些是可以促進內分泌系統的。
7. 牛奶薊：它有強化肝臟、抵抗毒素的功能。
8. 燕麥桿：它可以滋潤神經和內分泌系統，可成為非常強力的一種春藥。

9.西伯利亞人參：它可以促進神經系統和腎上腺素。

10.鬱金（根）：它可以使荷爾蒙的功能正常運作，並且促進代謝功能維持穩定。

11.野山藥：它是一種鋅的來源。

促進性活力和魅力的營養素

1.維生素A：它為一種抗氧化劑，可補強甲狀腺之分泌不足。

2.維生素B群：它們能提供腦下腺和甲狀腺所需的養分，也可以潤滑陰道，並且防止重要的脂肪酸氧化。

3.鎂：它可以活化酵素來代謝氨基酸，並促進其他維生素來維持體內酸鹼的平衡。

4.硒：是一種抗氧化劑。它可以保護身體免於外在環境毒素的侵害。它對甲狀腺有助益（甲狀腺對性慾有影響）。

5. 鋅：對性腺的正常功能有重要的影響。它對甲狀腺有正面影響，而且可以增進性慾。

增加女性魅力的藥方

請妳記得：最好的藥方是妳的心理建設。

蘆筍、當歸、大蒜、蒜頭（瓣蒜）、Damiana、洋蔥、人參、野山藥、木槿、Fenugreek。

每日飲用：調理女性生理機能的飲料

1/2茶匙的甘草根

1/2茶匙的小荳蔻子

1片新鮮的薑

些許肉桂

將這些配料加入1夸脫的開水，然後充分混合。大概浸一～二分鐘，過濾後就可以飲用。

性的魅力

元氣系列 16

作　　者／泰勒・蘇珊博士
譯　　者／范琦芸
出 版 者／生智文化事業有限公司
發 行 人／林新倫
執行編輯／鄭美珠
登 記 證／局版北市業字第 677 號
地　　址／台北市新生南路三段 88 號 5 樓之 6
電　　話／(02)2366-0309　2366-0313
傳　　真／(02)2366-0310
網　　址／http://www.ycrc.com.tw
E-mail／tn605547@ms6.tisnet.net.tw
郵撥帳號／14534976　揚智文化事業股份有限公司
印　　刷／科樂印刷事業股份有限公司
法律顧問／北辰著作權事務所　蕭雄淋律師
ISBN／957-818-244-9
初版一刷／2001 年 4 月
定　　價／300 元

總 經 銷／揚智文化事業股份有限公司
地　　址／台北市新生南路三段 88 號 5 樓之 6
電　　話／(02)2366-0309　2366-0313
傳　　真／(02)2366-0310

原文書名／Sexual Radiance：a 21-day program of breathwork, nutrition, and exercise for vitality and sensuality

國家圖書館出版品預行編目資料

性的魅力／泰勒.蘇珊（Susan Taylor）著；
范琦芸譯.--初版.--臺北市：生智, 2001
〔民 90〕
面： 公分.--（元氣系列；16）
譯自：Sexual radiance：a 21-day program of breathwork, nutrition, and exercise for vitality and sensuality
ISBN 957-818-244-9（平裝）

1.性－健康與衛生 2.性知識 3.健康法

411.1 90000264

ENJOY系列

D6001	葡萄酒購買指南	周凡生/著	NT:300B/平
D6002	再窮也要去旅行	黃惠鈴、陳介祐/著	NT:160B/平
D6003	蔓延在小酒館裡的聲音—Live in Pub	李　茶/著	NT:160B/平
D6004	喝一杯，幸福無限	曾麗錦/譯	NT:180B/平
D6005	巴黎瘋瘋瘋	張寧靜/著	NT:280B/平

LOT系列

D6101	觀看星座的第一本書	王瑤英/譯	NT:260B/平
D6102	上升星座的第一本書(附光碟)	黃家騁/著	NT:220B/平
D6103	太陽星座的第一本書(附光碟)	黃家騁/著	NT:280B/平
D6104	月亮星座的第一本書(附光碟)	黃家騁/著	NT:260B/平
D6105	紅樓摘星—紅樓夢十二星座	風雨、琉璃/著	NT:250B/平
D6106	金庸武俠星座	劉鐵虎、莉莉瑪蓮/著	NT:180B/平
D6107	星座衣Q	飛馬天嬌、李昀/著	NT:350B/平

FAX系列

D7001	情色地圖	張錦弘/著 NT:180B/平
D7002	台灣學生在北大	蕭弘德/著 NT:250B/平
D7003	台灣書店風情	韓維君等/著 NT:220B/平
D7004	賭城萬花筒—從拉斯維加斯到大西洋城	張　邦/著 NT:230B/平
D7005	西雅圖夏令營手記	張維安/著 NT:240B/平
D7101	我的悲傷是你不懂的語言	沈　琬/著 NT:250B/平

李憲章TOURISM

D8001	情色之旅	李憲章/著 NT:180B/平
D8002	旅遊塗鴉本	李憲章/著 NT:320B/平
D8003	日本精緻之旅	李憲章/著 NT:320B/平
D8004	旅遊攝影	李憲章/著